極めに・究める・神経筋疾患

相澤 純也 監修
Junya Aizawa

石黒 幸治 著
Koji Ishikuro

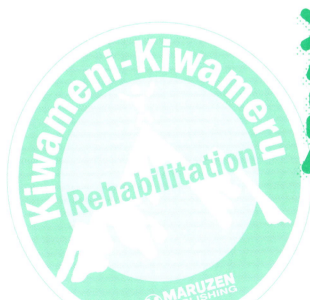

Kiwameni-Kiwameru
Rehabilitation

丸善出版

監修者序文

　神経筋疾患とはパーキンソン病，多発性硬化症，ギランバレー症候群，脳卒中のように**神経や筋が障害される疾患の総称**です．原因や治療法が確立されていない神経難病も含まれ，日常生活や QOL に大きく影響します．進行性で病状を維持することすら容易ではなく，難渋するケースも少なくありません．

　理学療法士，作業療法士，リハビリテーション等の専門医のような「リハビリテーション専門職（リハ専門職）」には，脳神経システム・ネットワークの正常と異常を理解したうえで，複雑な情報を整理しながら現時点での最善の答えを見つけ出し，

未知の問題に対して見守るだけでなく，
ときに果敢にアプローチできる姿勢や能力

が求められるでしょう．複雑かつ未知なる領域に入り込み問題点を減らすためには，多職種で連携・共同できる能力や，ふさわしい人格（優しさ，厳しさ，懐の深さ，リーダーシップ，先見性，フットワーク）も不可欠となるでしょう．

　丸善出版より，『極めに・究める・リハビリテーション』シリーズの監修を依頼され，「第 4 弾は"神経筋疾患"」と相談されたときに，真っ先に頭に浮かんだのが石黒幸治先生でした．石黒先生は，臨床活動の傍ら富山大学大学院認知情動脳科学専攻課程で博士号（医学）を取得され，現在は富山大学の包括的脳卒中センターやリ

ハビリテーション部において神経筋疾患の急性期から維持期までの臨床現場で活動をされています．特筆すべきは，「経頭蓋直流電気刺激（tDCS）による臨床研究」や「医工学連携によるニューロリハビリテーション研究」を積極的に行い，国際ジャーナルに複数の論文を発表している点です．加えて，専門理学療法士（基礎系，神経系）をおもちで，富山県理学療法士会の学術担当理事の重役も担っており，後進の教育にも尽力しているスーパーマンのような方です．まさに，神経筋疾患リハ専門職としてすべてを兼ね備えている先生といっても過言ではありません．コラムでの熱いメッセージや随所に登場する似顔絵でわかるかと思いますが，熱心かつ冷静沈着なお人柄だけでなく，風貌もダンディ．もし私が知人から「神経筋疾患リハができる良い先生を知りませんか？」と聞かれたら，

真っ先に石黒先生を紹介する

ことでしょう．

　本書は，石黒先生の哲学，研究によるエビデンス，リハの考え方と実践テクニックが非常にバランスよく述べられており，他のテキストでは学ぶことができない本音ベースの臨床エッセンスが満載されています．

　すでに神経筋疾患リハを専門としている先生だけでなく，何を専門とするか迷っている方にも，ぜひ読んでいただければと思います．丸善出版による卓越したリライトやデザインによって，堅苦し

い教科書とは全く異なる"手に取りやすい読みもの"となりました．そして，私の本音は，学生に気軽に読んでいただき，この本によって，「神経筋疾患リハの世界に一歩足を踏み入れてほしい」と願っていることです．きっと，皆さんの今後の羅針盤の1つとなってくれることでしょう．

　最後にわれわれに素晴らしい企画を提案し，出版まで導いてくれた丸善出版の堀内志保さんをはじめとするスタッフの方々にお礼を添えて，監修の序とします．

2019年1月吉日

相澤　純也

著者序文

　皆さんは，神経筋疾患という言葉を聞いてどんな印象をもちますか…？「学校では習ったけど，難しくてよくわからない，厄介な病気だな～」といったところが本音ではないでしょうか．正直に申しますと，私もその1人でした．20年近くの臨床経験を経た今でも，日々の臨床は悩みながら行っています．

　ではなぜ，そのようなイメージが出来上がってしまったのでしょうか…？　それは，**神経筋疾患は原因が不明で，根本的な治療法のない神経難病が多い**からです．たとえば，多発性硬化症（multiple sclerosis）は，免疫系の異常によって中枢神経に2か所以上の脱髄が生じ，多彩な症状を引き起こし，しかも増悪と寛解を繰り返します．脱髄の機序は不明で，そのことが完治を困難にしています．

　神経筋疾患リハの臨床においては，患者の症状や状態が人によって大きく異なり，病態把握が難しいため「何をしてよいのかわからない」「当たり障りのないリハビリをしておこう」とされているのではないでしょうか．リハ専門職がもしそのように感じているとしたら，患者にとってこれほど不幸なことはありませんよね．

　リハビリテーションの草分け的存在である砂原茂一先生は，自著『リハビリテーション』（岩波新書）で，「**病人の生命を救い，ケガを治すことができても，治療のあとに体に不自由が残るならば，医学はその責任を果たしたとはいえない**」と強いメッセージを残しています．約40年前の言葉であるにもかかわらず，「諦めてはいけない！　妥協してはいけない！」という哲学を伝えていると感じま

す．私たちは，神経筋疾患リハとどのように向き合うべきなのでしょう．砂原先生はこうも述べています．

リハビリテーションの本質は，全人間的復権であり，「その人がその人らしく生きる権利を回復する」

ことにあると．いざ神経筋疾患の治療技術にもう一度目を向けると，精神的な支えが必要なのはもちろん，運動療法であれば「**① 練習の負荷量をどうするか？**」「**② どのような課題が効果的か？**」といった検討が重要で，最終的には「**いかにして運動を学習させるか？**」に尽きます．そのために，疾患特性を理解したうえで，患者に合わせたプログラムを実施することが必要になります．患者や家族への指導や教育はさらに重要で，これをおろそかにすると，症状の改善どころか悪化を招いてしまいます．

　本書は，「臨床編」と「理論編」の2部構成としました．通常の書籍では「理論編」を先にもってくるのがセオリーですが，あえて「臨床編」を先としたことで，難しく捉えられがちな神経筋疾患リハを「簡単じゃないか！　これなら私にもできるかも！」と感じてほしいのです．じつは，本書に出てくる数多くの「極めに・究める・ポイント」は，他の多くの疾患にも応用が可能です．それらを踏まえた活発な議論ができることによって，患者をリハビリ難民にしてしまいがちな神経筋疾患リハが発展すればそれでよく，患者の「全人間的復権（re-habilitation）」が私の願いです．

各章の極める1では，疾患特性をズバリ明言し，臨床に役立つヒントを得られるようにしています．また，10章では，リハビリテーションが神経の可塑的変化に有効であることを示すデータを提示しながら，神経科学の世界を紹介しています．その他，コラムではコーヒーブレイク的な内容を多数盛り込んでいます．本書を通し，1人でも多くのリハ専門職が神経筋疾患リハを極めに・究め，日々の臨床で最大限に活かされることを願ってやみません．

　発刊にあたり，東京医科歯科大学医学部附属病院スポーツ医学診療センター理学療法技師長 相澤純也先生に監修を，丸善出版企画編集部 堀内志保さんには編集をしていただき，心より感謝の意を述べさせていただきます．また，写真撮影協力者である富山大学附属病院リハビリテーション部 古屋浩太先生，小林茉鈴先生にも感謝いたします．最後に，いつも私を支えてくれる家族にこの場を借りて心より感謝します．

　追記：本書が丸善出版150周年記念出版物に選ばれましたことに，心より感謝するとともに益々の発展を祈念いたします．

2019年1月吉日

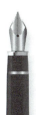

石黒　幸治

目　次

第1部　臨床編

Chapter 1　脳卒中は早期のチームアプローチで治療せよ ……………… 2
- 極める1　麻痺した手足を早期に治療するには，まずガイドラインを読み解け！
- 極める2　麻痺側肩関節の筋緊張が低くても積極的に荷重する
- 極める3　歩行練習では，遊脚期ではなく立脚期に焦点をあてる！
- 極める4　チーム医療で治療を成功に導く

Chapter 2　パーキンソン病には思い切ったリハビリテーションで脳を刺激する ……………… 21
- 極める1　パーキンソン病は，脳内でアクセルとブレーキの使い分けができない状態
- 極める2　小刻みとすくみには，「external cue」と「抵抗歩行」が効果的
- 極める3　パーキンソン病患者は，体幹を回旋させてADLを回復させよう！
- 極める4　リハビリテーションで脳を刺激しドパミンを増やす！

Chapter 3　パーキンソン症候群の動作指導は姿勢矯正がポイント ……………… 40
- 極める1　「パーキンソン症候群にはL-Dopaが効かない」ことが，パーキンソン病との違い
- 極める2　四つ這い練習の前に，まず姿勢を直す
- 極める3　立ち上がり動作では膝を前に出す
- 極める4　方向転換では足をクロスさせる

Chapter 4 多発性硬化症による感覚障害の治療は
荷重のかけ方がポイント ……………………………… 54

極める1 易疲労性の正体は,「ウートフ徴候」かもしれない
極める2 足の振り出しにくさの改善には視覚情報を利用する
極める3 荷重困難例にはブリッジ運動をアレンジする
極める4 有痛性筋痙攣へのストレッチは根本的な解決にはならない

Chapter 5 末梢神経は再生する！ 筋力と装具で治療せよ ……………………… 63

極める1 末梢神経の再生は「ワーラー変性」「ティネル徴候」「中枢神経と
末梢神経の違い」で確認する！
極める2 遠心性収縮による筋力アップがADL向上への近道
極める3 下垂足には迷わず短下肢装具を検討せよ！
極める4 疼痛患者に情動面からアプローチする

Chapter 6 ギラン・バレー症候群の治療は深部腱反射のチェックで決まる ……… 76

極める1 深部腱反射の出現を見逃すな！
極める2 ウォームアップ・クールダウンが神経回復への近道
極める3 呼吸障害を徒手的アプローチとシャボン玉で治療する
極める4 うつには有酸素運動と認知行動療法で対応する

第2部　理論編

Chapter 7　神経系の機能解剖を臨床に活かせ……88
- 極める1　動作は「脳の領域」と「神経ネットワーク」につかさどられている
- 極める2　左右の大脳半球は互いにブレーキをかけ合っている
- 極める3　適切なリハビリテーションによって，麻痺した手足は再び動く
- 極める4　神経筋疾患リハでは，難しいことほど単純に考えることも重要

Chapter 8　神経筋疾患の治療は理学療法評価に左右される……102
- 極める1　神経筋疾患の評価は，まず「深部腱反射」から！
- 極める2　麻痺筋にMMTを行っても痙縮が強くなることはない
- 極める3　感覚検査の信頼性は患者の主観に左右される
- 極める4　「点数」の裏にある「現象」を評価する

Chapter 9　神経筋疾患治療のポイントは「原点に返る」こと……116
- 極める1　ファシリテーションテクニックはゴッドハンドになれるか？
- 極める2　伸張刺激と抵抗運動はニューロンの反応をよくする
- 極める3　装具は困った時の心強い助っ人
- 極める4　「少量頻回の原則」で効率よくリハビリテーションを進める

Chapter 10　ニューロサイエンスの旅……126
- 極める1　少しのチャレンジが神経の可塑的変化を促進できる
- 極める2　運動学習向上の鍵は，小脳と大脳基底核が握っている
- 極める3　ミラーニューロン＋運動学習で，初めてリハビリテーションはうまくいく！
- 極める4　ニューロリハビリテーションにおけるパラダイムシフト
- 極める5　シングルケースこそ，サイエンスの原点である！

COLUMN 一覧

1. 看護師は白衣の天使か？ 15
2. 臨床研究：PD への tDCS の効果 27
3. パーキンソン病体操：LSVT BIG 31
4. PD 治療の state of the art（最先端治療）は iPS，DBS，NIBS 35
5. マイケル・J・フォックスにみる PD との付き合い方 37
6. 恐るべし，モチベーション！ 37
7. リハビリテーションの原点に回帰する 48
8. 自主練習と家族指導 51
9. 起き上がり動作では「身体を丸める」 53
10. 重心移動練習は「前後」に 57
11. 赤ちゃん，産んでもよいですか？ 60
12. 患者との信頼関係の築き方 61
13. 中枢神経の再生 67
14. その治療は何のため？ 74
15. 叱られるうちが花！ 97
16. 「わからない」を楽しむ 99
17. 信頼関係は患者と築くだけではいけません 100
18. 「MMT 5」は正常ではない!? 107
19. 画像から病態を読み解く 113
20. 統計解析で思うこと 122
21. 発表スライドのみせ方 124
22. 聴く人の心に届くように発表しましょう！ 125
23. 気分転換・趣味，もってますか？ 135
24. 志高清遠 140

第1部 臨床編

\Chapter 1/
脳卒中は早期のチームアプローチで治療せよ

\Chapter 2/
パーキンソン病には思い切ったリハビリテーションで脳を刺激する

\Chapter 3/
パーキンソン症候群の動作指導は姿勢矯正がポイント

\Chapter 4/
多発性硬化症による感覚障害の治療は荷重のかけ方がポイント

\Chapter 5/
末梢神経は再生する！　筋力と装具で治療せよ

\Chapter 6/
ギランバレー症候群の治療は深部腱反射のチェックで決まる

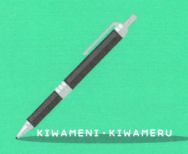

CHAPTER 1 脳卒中は早期のチームアプローチで治療せよ

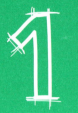

- 極める1　麻痺した手足を早期に治療するには，まずガイドラインを読み解け！
- 極める2　麻痺側肩関節の筋緊張が低くても積極的に荷重する
- 極める3　歩行練習では，遊脚期ではなく立脚期に焦点をあてる！
- 極める4　チーム医療で治療を成功に導く

極める1 ≫ 麻痺した手足を早期に治療するには，まずガイドラインを読み解け！

脳卒中（脳血管障害），それは読んで字のごとく脳血管が破綻すること

であり，脳梗塞・脳出血・くも膜下出血などによって運動麻痺だけでなく感覚障害や高次脳機能障害といった後遺症が生じやすく，日常生活動作（activity of daily living：ADL）や復職に大きな支障をきたします（図1，図2）[1]．脳卒中は皆さんにはお馴染みの疾患だと思いますが，頑張っても，頑張っても，回復させることがなかなか難しい疾患ですよね！　日々，そんなモンスターのような疾

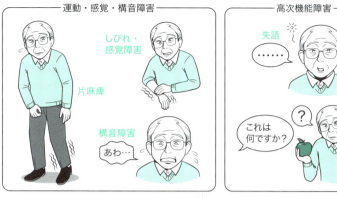

図1 脳卒中でよくみられる症状［文献1）より］
このほかに，歩行障害，運動失調，めまい，嚥下障害などがある

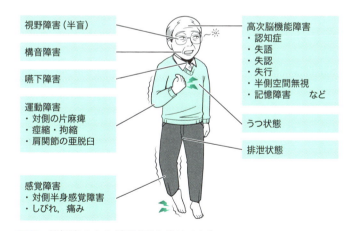

図2 脳梗塞の主な後遺症［文献1）より］
脳卒中を発症すると，急性期を過ぎても何らかの症状が残る可能性がある．機能回復・機能維持のためのリハビリテーションが重要である

患や病態と格闘していることと思います．「これ以上回復しないだろう」と，なかば諦めの境地に陥っていませんか？　私たちリハ専門職がそう簡単に諦めてはいません．

「適切なニューロリハビリテーション」をすれば，脳に新しい神経回路ができ，麻痺した手足はまた動くようになるんです[2)3)]．ただし，この「適切な」が大切で，**経験のみに基づいた治療ではダメ**です．なによりもまず，科学的根拠（エビデンス）に基づいた治療でなくてはなりません．

そのためには，最新の治療指針（ガイドライン）を読み解くことが必須です．**脳卒中治療ガイドライン2015**では，発症直後であってもベッドサイドから積極的な急性期リハビリテーションを行うことを勧めています（グレードA）[4)]．つまり，病態が不安定であることを理由にした不適切な安静臥床や，拘縮予防のための関節可動域運動［range of motion（ROM）エクササイズ］だけを行っていればよいのではなく，十分なリスク管理のもと基本動作練習や歩行練習を積極的に行い，セルフケアの早期自立に向けてアプローチすることが大切なのです．

ただし，「早期リハビリテーション」という言葉だけがひとり歩きをして，患者の全身状態を無視した乱暴な進め方はご法度です．こんなことをしていると，獲得できるはずのADLが獲得できないばかりか，病変部位の拡大によって麻痺を悪化させてしまうという報告もあるのです[5)]．

**「攻め」と「守り」のバランスを
うまくつかめるリハ専門職が
ニューロリハビリテーション[*1]を極めることができる**

のです．

極めに究める Point 1　適切な早期リハビリテーションのキーワードは，「ガイドライン」と「攻めと守りのバランス」!!

[*1]　ニューロリハビリテーションとは，脳科学を応用し，脳の可塑的な変化を促して四肢麻痺の回復に努めるリハビリテーションのこと．

極める2 » 麻痺側肩関節の筋緊張が低くても積極的に荷重する

　脳卒中発症後，1カ月ほどは麻痺側の筋緊張が低下していることが多く，特に肩関節がグラグラになっている場合があります．肩甲上腕関節に指が1本程度入ってしまうようなら，亜脱臼とみてよいでしょう．これは，肩関節の固定に役立っているローテーターカフ（棘上筋・棘下筋・小円筋・肩甲下筋）の麻痺や烏口上腕靱帯・関節包などの弛緩によるものです．そんな時は，プライマリーケアとして，三角巾やアームスリングなどの補装具で肩関節が不良な肢位にならないように管理することをお勧めします[6]（図3）．

　このように筋緊張が低い状態であっても，セルフケアの獲得に向けた積極的なリハビリテーションを行います．具体的には，肘立て腹臥位や，麻痺側のon elbowの姿勢（前腕や肘に荷重した姿勢）をとることで肩関節に負荷をかけるのです（図4）．肘の位置を変えることによって上肢や体幹への負荷量を調整できるので，リスク管理をしながら行えば，麻痺側からの起き上がり動作だって夢じゃないかもしれません．

　なお，「可塑性だ！」「ファシリテーションだ！」と称し，弛緩状態にある肩関

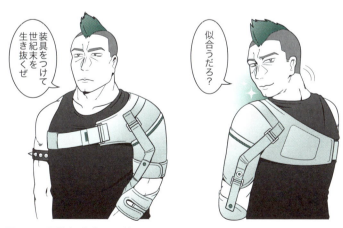

図3　肩関節保護装具の使用

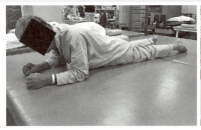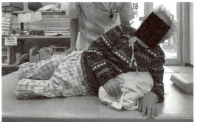

図4　麻痺側への積極的な荷重例
左：肘立て腹臥位，右：on elbow

節をストレッチしながらグルングルン回すような ROM エクササイズや，ヘトヘトになるような筋力強化運動はしないでください．痛みの慢性化につながる望まない神経回路ができてしまうからです．

極めに究める Point 2

- 肩関節麻痺には積極的な荷重を
- ただし，「攻めと守りのバランス」を常に保ち，疲労させすぎない荷重が重要

極める3 » 歩行練習では，遊脚期ではなく立脚期に焦点をあてる！

皆さん，**歩行**で大切なことは一体何だと思いますか…？　医学的に定義すると，

歩行とは重心の移動

なんです．まずこの定義が大切です．

脳卒中患者のリハビリテーションを行うにあたって，「できれば患者1人で歩けるようにしてあげたい！」と思うのは当然です．しかし，だからといって麻痺

側の下肢を振り出す練習ばかりを行っていませんか？　それでは，できないことを強制するだけの根性論になってしまいます．じつは，

「歩く」ためには 「振り出し」よりも「支え」が大切

なのです．そうです，「支え」とは**立脚期**のことです．立脚期は，なんと1歩行周期の60％も占めています．この「立脚期」が不安定だと，**非麻痺側下肢の「遊脚期」も不安定になってしまい，結果的に安全に1人で歩行することができない**のです（図5）[7]．

「立脚期」とは，足底面が床に接地している時期を指します．他者からは動きが見えないので，「単なる固定」と捉えられてしまうかもしれません．しかし，

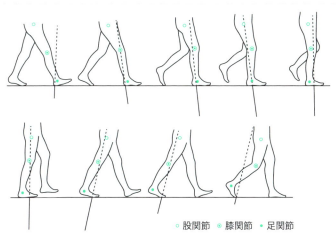

○ 股関節　● 膝関節　• 足関節

図5　正常歩行の立脚相で各関節に働く外力（矢状面の床反力）[文献7）より]

床反力のうち，垂直分力と前後分力を合成してベクトルで示したもの．ベクトルが足底に接する点が力の作用点，すなわち着力点である．関節とベクトルの延長線の位置関係から，どの関節にどの方向への力が働いているのかがよくわかる．また，ベクトルの大きさから，どれくらいの力が加わっているかもわかる

床反力：歩行時に踏みつけると，踏みつけたのと同じだけの力が床から戻ってくる．これを床反力といい，力の成分には，垂直，前後，左右の3つのの分力がある．ベクトル：力の働く方向と大きさを同時に表す．必ず力の作用点を通過する

立脚期の足底面内では重心が後ろから前(踵から足趾)に移動しているので,「単なる固定」とはいえない

のです.これが,**歩行自体が重心の移動**であるとされるゆえんです.まさしく,「立脚期」には「MOBILITY with STABILITY(みえない動き)」が求められるのです(図6)[7].

　立脚期の安定性が得られると,遊脚期もどんどんよくなっていきます.なぜなら,立脚期(後期)では足趾で床面を蹴ることで推進力をつけますから,その勢いのまま力強い遊脚期に入ることができ,自然の流れで下肢を前へ振り出すことができるのです.麻痺側だけでなく,非麻痺側でも立脚期の安定化に向けて積極的に練習してみてください(図7).百聞は一見に如かず!　まずはやってみましょう.

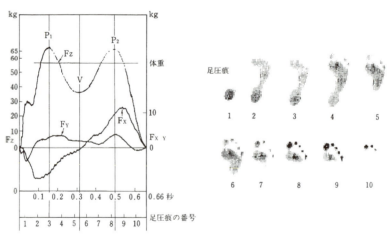

図6　正常歩行の床反力と足圧痕(foot print)[文献7)より]
踏み面を強化ガラスで作成した床反力計の上にシリコン製のピラミッドマットを敷き,立脚相の足部を下から撮影したもの.加えた力に比例して潰れ,潰れ方が大きい部分ほど黒く写る.Fz:垂直分力,Fx:前後分力,Fy:左右分力

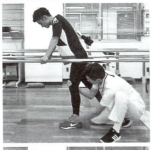
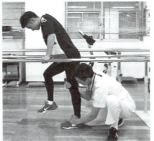

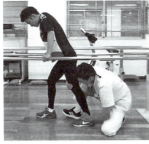

立脚期の安定化．左膝関節と左足関節をしっかり保持しながら，右下肢の振り出しを練習する

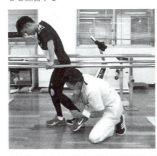
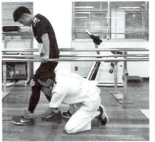

遊脚期の安定化．左膝関節と左足関節を前方へ誘導し，左下肢の振り出しを練習する

図7 左下肢の立脚期と遊脚期の安定化練習

極めに究める Point 3

- 「遊脚期」よりも「立脚期」の歩行練習で，結果を出す
- 「立脚期」の「支える力」の改善で，患者の歩行を取り戻す

極める 4 » チーム医療で治療を成功に導く

　私が理学療法士（PT）になったころは，現在のように「チーム医療や連携」の重要性はあまりいわれていなかったように思います．あくまでも「リハビリテーションはPTや作業療法士（OT）が行うもの」であって，医師や看護師は「リハビリテーションはリハビリテーション室で行うものであり，PT・OTに任せます！」と考えていたのではないでしょうか．今とはずいぶん違いますね．

　現在では，リハビリテーションはリハビリテーション室だけでなく病棟や屋外など生活環境すべてで行われるようになっています．そして，医療従事者全員が患者の情報を共有し，リハビリテーションのゴールに向かって取り組んでいるのです（図8）[1)8)]．

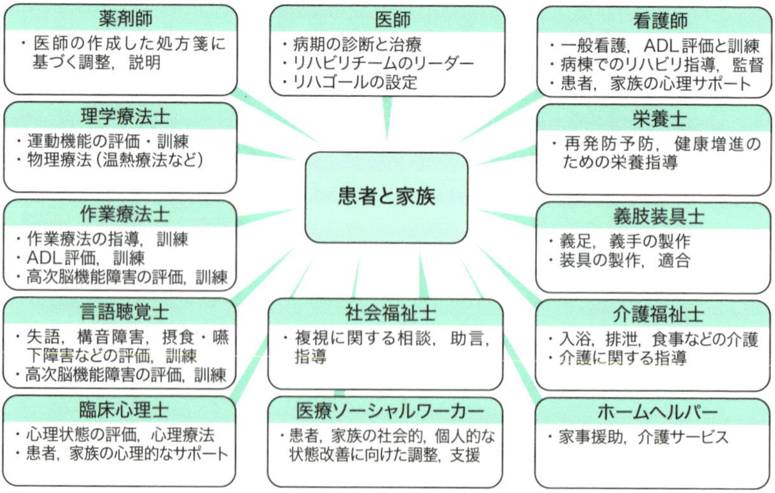

```
薬剤師
・医師の作成した処方箋に基づく調整，説明

医師
・病期の診断と治療
・リハビリチームのリーダー
・リハゴールの設定

看護師
・一般看護，ADL評価と訓練
・病棟でのリハビリ指導，監督
・患者，家族の心理サポート

理学療法士
・運動機能の評価・訓練
・物理療法（温熱療法など）

栄養士
・再発防予防，健康増進のための栄養指導

作業療法士
・作業療法の指導，訓練
・ADL評価，訓練
・高次脳機能障害の評価，訓練

義肢装具士
・義足，義手の製作
・装具の製作，適合

言語聴覚士
・失語，構音障害，摂食・嚥下障害などの評価，訓練
・高次脳機能障害の評価，訓練

社会福祉士
・複視に関する相談，助言，指導

介護福祉士
・入浴，排泄，食事などの介護
・介護に関する指導

臨床心理士
・心理状態の評価，心理療法
・患者，家族の心理的なサポート

医療ソーシャルワーカー
・患者，家族の社会的，個人的な状態改善に向けた調整，支援

ホームヘルパー
・家事援助，介護サービス

患者と家族
```

図8　他職種によるリハビリテーション
リハビリテーション医療は，関連する専門職によるチーム医療が特徴である．患者の抱えるさまざまな問題に対し多方面からアプローチし，問題の解決を図り，ゴールに向けて支援する．上記以外にも多くの職種がかかわり，患者や家族を支援する

> **患者にかかわる全スタッフが，おのおのの専門性を活かして，力を合わせて患者の社会復帰に貢献するべき**

なのです．なかには，「俺が1人で治してやる！」という時代錯誤的な医療従事者もいるかもしれませんが，他職種で連携・融合できることもまたリハ専門職の重要な技量（能力）なのです．

BAD患者へのリハビリテーション

患者：82歳男性，身長166.0cm，体重50.1kg，BMI18.2
診断名：branch atheromatous disease (BAD)
現病歴：某日16時40分に右上肢の脱力を自覚したため近医でCT検査を行ったが，脳卒中（脳梗塞）の所見はなかった（図9）．しかし，近医は本症例が脳卒中の可能性が高く，MRIなどの詳細な検査が必要と判断し，当院に救急搬送された．

搬送時の神経学的所見では，意識レベルJCS 1，構音障害と右不全片麻痺〔上肢徒手筋力テスト (manual muscle test：MMT) 2，下肢MMT 3〕であり，MRI画像から左基底核でのラクナ梗塞と診断された．血栓溶解療法 (r-tPA) の適応はなく，同日19時10分から抗凝固療法や抗血小板療法などの急性期治療が開始された．

受診翌日に構音障害と右片麻痺の進行（上肢MMT 0〜1，下肢MMT 1）が確認された．MRIで，左内包後脚〜放線冠の脳梗塞の増悪を示す所見が

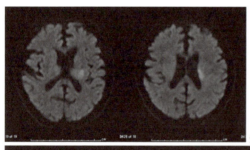

受診当日

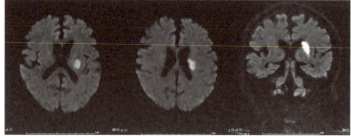

受診翌日

図9　MRI画像結果
発症当初のMRI画像では放線冠にラクナ梗塞であったが，翌日には病巣が拡大している

表1　リハビリテーション開始時の理学療法評価

1) バイタル：血圧 157/89 mmHg, 心拍数83回/分, SpO₂ 95%
2) 意識：JCS 3〜10
3) 深部腱反射：消失〜減弱
4) 感覚：軽度鈍麻 (8/10)
5) 筋緊張：弛緩
6) 筋力：上肢MMT 0, 下肢MMT 2
7) 随意性：上肢BRS I, 下肢BRS II
8) 脳神経：右顔面神経麻痺と構音障害
9) 呼吸機能：痰の貯留多い
10) バーセルインデックス 0/100点
11) mRS 5
12) SIAS 35/76点

JCS：Japan coma scale（日本昏睡尺度）, MMT：manual muscle test（徒手筋力テスト）, BRS：Brunnstrom recovery stage, mRS：modified Rankin scale, SIAS：stroke impairment assessment set

確認され, BADと診断された（図9）. National Institute of Health Stroke Scale (NIHSS) 12/42点であった.

リハビリテーション開始時の理学療法評価は, 表1の通りであった.

既往歴：脊髄小脳変性症・高血圧・認知症

理学療法経過：

　受診当日16時40分：発症・受診
　受診翌日16時：リハビリテーション開始（図10-a）
　受診4日後：脳卒中地域連携パスを運用
　受診7日後：一般病室（ギャッジアップ, 図10-b）
　受診15日後：リハビリテーション室（端座位, 図10-c）
　受診27日後：平行棒内立位練習（図10-d）
　受診35日後：リハビリテーション専門病院へ転院

まとめ：発症翌日に麻痺が増悪したBAD症例を紹介しました. 本症例のように病態が不安定な場合, リスク管理上, バイタルサインなどの状態が安定するまでは安静臥床となることが多いです. しかし, それでは廃用症候群の進行に加えて, 麻痺がさらに増悪することもあります.

本症例では, 患者にかかわるスタッフが情報を共有することでリスク管理を徹底することができ, 発症翌日から積極的なリハビリテーションを実施して, スムースにリハビリテーション専門病院への転院へと進めることができました.

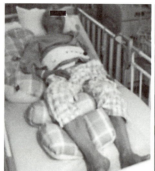
(a) 受診翌日

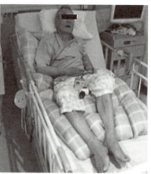
(b) 受診7日後

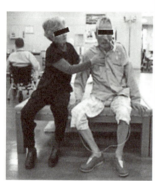
(c) 受診15日後

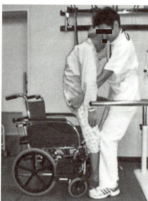
(d) 受診27日後

図10 症例写真
(a) 集中治療室での超早期リハビリテーション（病態が不安定な時期から廃用症候群を予防するだけでなく，麻痺の改善を促すように刺激を入れる）．(b) 一般病室での早期リハビリテーション（病態が多少安定したので離床に向けてギャッジアップを実施）．(c) リハビリテーション室での早期リハビリテーション（端座位保持練習）．(d) リハビリテーション室での早期リハビリテーション（リハビリテーションの実施場所をベッドサイドからリハビリテーション室に移し，ADLの拡大を図る．家族への指導は実際の場面で行う）

COLUMN 1
看護師は白衣の天使か？

リハビリテーションというと，障害の克服のために理学療法士（PT）や作業療法士（OT），言語聴覚療法士（ST）が行っている機能練習が真っ先に思い出されるのではないでしょうか…？ 本書を読んでいる皆さんからは，「そんなことありませんよ！ PT・OT・ST以外にも医療専門職が力を合わせて取り組むものです！」という声が聞こえてきそうです．

では，**リハビリテーション看護**という言葉があるのをご存じでしょうか…？

ナイチンゲールは「看護とはその人の自然治癒力を最大に発揮できるように環境を整えること」と表現しています[9]．一方，ヘンダーソンは「看護師の独自の機能は，病人であれ健康人であれ各人が，健康あるいは健康の回復に資するような行動をするのを援助することである．この援助は，その人ができるだけ早く自立できるようしむけるやり方で行う」と言い切っています[9]．

看護師の臨床業務をみていると，トイレ誘導や，食事や入浴の介助などの直接的な看護ケアはもちろん，関連職種との情報共有・各人に合わせたADL練習・話の傾聴（本人や家人など）多岐にわたっています．これを24時間行い，社会復帰への援助をしているのです．つまり，病気の発症から社会復帰までの

① すべての過程を把握し
② 看護計画を立て
③ 目標を達成（支援）する

ことで，その人の生活（人生）すべてを支えているのです．

完璧ですよね．まさしく，白衣の天使といったところでしょう．私たちのリハビリテーションも365日行われるようになってきたとはいえ，看護師から学ぶことはまだまだ多いように感じます．

ゲームを取り入れた理学療法が有効であった右片麻痺症例[10]

症例：59歳，女性，身長153.0 cm，体重43.3 kg，BMI 18.5
診断名：左被殻出血
現病歴：スポーツクラブで水泳後に発症し救急搬送された．搬送時のNational Institute of Health Stroke Scale (NIHSS)は13/42点であった．左被殻の血種は内包前脚を圧迫していた（図11）．

既往・治療歴：高血圧，硬膜動静脈瘻に対する経静脈的塞栓術（transvenous embolization：TVE）

リハビリテーション開始時の神経学的所見：意識は清明であったが，中等度の運動性失語（超皮質性運動性失語）を認めた．右上下肢は遠位優位〔上肢Brunnstrom recovery stage (BRS) Ⅳ，手指BRS Ⅱ，下肢BRS Ⅴ〕の運動麻痺を呈し，深部感覚は中等度（2〜3/5）に障害されていた．筋力はMMT 3〜4，握力は右0 kg，左22.0 kgで右手関節背側に他動運動時の疼痛（NRS 8）を認めた（表2）．

その他，リハビリテーション開始時の所見で特記すべきこととして，stroke impairment assessment set (SIAS) 55/76点の内訳は，運動15/25点，筋緊張8/12点，感覚10/12点，ROM/疼痛7/9点，体幹

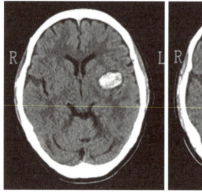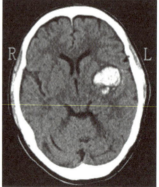

図11　被殻出血を示すCT画像
来院時のCT検査で左被殻に認められた24 mmの血種（左画像）は2時間後に29 mmに増大し（右画像），内包前脚を圧迫し右上肢の麻痺が増悪した

表2 リハビリテーションにおける神経学的所見（開始/終了時）

		開始時		終了時	
意 識		清明		清明	
失 語		超皮質性運動性失語（中等度）		超皮質性運動性失語（軽度）	
随意性		上肢 BRS IV		上肢 BRS V	
		手指 BRS II		手指 BRS V	
		下肢 BRS V		下肢 BRS VI	
感 覚	深部：位置覚	2〜3/5		2〜3/5	
筋 力	MMT	3〜4		3〜4	
握 力		右0 kg，左22 kg		右5 kg，左25 kg	
疼 痛	右手関節背側	NRS 8		疼痛なし	
その他	1) mRS	3		2	
	2) SIAS	55/76点		67/76点	
	3) FMA	180/232点		208/232点	
	4) STEF	右1点，左93点		右93点，左97点	
	5) 重心動揺	開眼	閉眼	開眼	閉眼
	① 外周面積	2.41 cm^2	13.13 cm^2	0.65 cm^2	0.84 cm^2
	② 矩形面積	7.68 cm^2	28.65 cm^2	1.85 cm^2	2.60 cm^2
	③ 実効値面積	1.79 cm^2	9.40 cm^2	0.43 cm^2	0.55 cm^2
	④ 総軌跡長	40.81 cm^2	86.52 cm^2	22.48 cm^2	29.25 cm^2

BRS：Brunnstrom recovery stage，MMT：manual muscle test（徒手筋力テスト），NRS：numerical rating scale，mRS：modified Rankin scale，SIAS：stroke impairment assessment set，FMA：Fugl-Meyer assessment，STEF：simple test for evaluating hand function（簡易上肢機能検査）

6/6点，高次脳5/6点，健側4/6点であった．Fugl-Meyer assessment（FMA）180/232点の内訳は，上肢運動36/60点，上肢協調性1/6点，下肢運動26/34点，下肢協調性6/6点，下肢バランス11/14点，感覚16/24点，ROM 44/44点，疼痛40/44点であった．重心動揺検査にはグラビコーダG-620（アニマ社製）を使用し，ロンベルグ率は陽性であった．

　リハビリテーション経過：理学療法を開始した発症6日目では，平行棒内歩行は可能であったものの足部のコントロールが困難で，右手背の疼痛が顕著であった．発症8日目には歩行器歩行が可能となり，発症10日目には疼痛が消失したため，迷路型のゲームを取り入れたリハビリテーショ

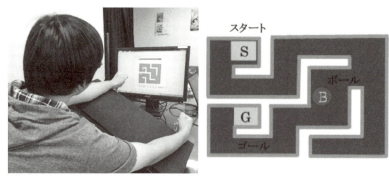

図12 机上に設置された操作ボードを前後左右に傾け，PC画面上のボールを移動させる迷路ゲーム
スタートからゴールまでの時間（秒）を計測する

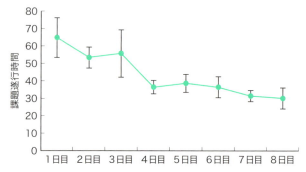

図13 迷路型ゲームの学習結果

ンを転院までの期間で合計8日間実施した（図12，図13）．

リハビリテーション終了時の神経学的所見：超皮質性運動性失語（軽度）と右上下肢の不全片麻痺は上肢BRS Ⅴ，手指BRS Ⅴ，下肢BRS Ⅵに改善した．深部感覚と筋力に改善はなかったが，握力は右5.0 kg，左25.0 kgに向上した．右手関節背側の他動運動時の疼痛は消失した（表2）．

SIAS 67/76点の内訳は，運動23/25点，筋緊張10/12点，感覚10/12点，ROM/疼痛9/9点，体幹6/6点，高次脳5/6点，健側4/6点であった．FMA 208/232点の内訳は，上肢運動51/60点，上肢協調性3/6点，下肢運動32/34点，下肢協調性6/6点，下肢バランス12/14点，

感覚16/24点，ROM 44/44点，疼痛44/44点であった．重心動揺検査でのロンベルグ率は陰性であった．独歩が監視下で可能になり，箸を使って食事ができるまでに回復した．

　まとめ：左被殻出血患者に通常の理学療法にゲームを取り入れたリハビリテーションを追加した例を紹介しました．ゲームは運動学習効果を自覚しやすい課題で，楽しみながら上下肢の運動が行えるものとしました．各検査所見から，上下肢だけでなく体幹の機能も向上したといえます．患者の疾患や重症度にもよりますが，こういったゲームをリハビリテーションのプログラムに加えることで効果が出やすい症例もあるでしょう．

本症例報告は，10) 石黒幸治，川合　宏，永原詩乃ほか．医工連携によるゲーム型リハビリロボットの臨床応用に向けて．国立大学リハビリテーション療法士学術大会誌 2018；39：50-5 より抜粋

極めに究めると、こんなことができる!

1. ガイドラインを読み解き，攻めと守りのバランスのとれたニューロリハビリテーションを行える
2. 肩甲上腕関節亜脱臼患者に，積極的かつ適切な荷重練習を指導できる
3. 立脚期の重心移動に着目した歩行練習を指導できる
4. 患者だけでなく，患者にかかわるすべてのスタッフと連携したチームアプローチが実践できる

● 文献

1) 医療情報科学研究所編. 病気がみえる vol.7 脳・神経. 第1版. メディックメディア；2017.
2) Nudo RJ. Plasticity. NeuroRx 2006；3：420-7.
3) 久保田競, 宮井一郎編著. 脳から見たリハビリ治療 脳卒中の麻痺を治す新しいリハビリの考え方. 講談社；2008.
4) 日本脳卒中学会脳卒中ガイドライン委員会編. 脳卒中治療ガイドライン 2015. 協和企画；2015.
5) Humm JL, Kozlowski DA, Bland ST, et al. Use-dependent exaggeration of brain injury：is glutamate involved？ Exp Neurol 1999；157：349-58.
6) 相澤純也, 美崎定也, 石黒幸治編. PT症例レポート赤ペン添削 ビフォー＆アフター. 榊原加奈. 第2章 神経系疾患の症例レポート. 1. 脳梗塞（右半球 急性期）. 羊土社；2016.
7) 日本義肢装具学会監. 澤村誠志編. 義肢学 第1版. 医歯薬出版；1994
8) 石黒幸治. 特集 廃用症候群を正しく理解しよう！～廃用症候群とは何か？ なぜ起こるのか？ 正しい予防と正しい改善方法は？～2. Phaseごとにみた廃用症候群 ①急性期. BRAIN 2012；2：904-11.
9) 奥宮暁子. 第Ⅳ編 各種アプローチ. リハビリテーション看護. 上田 敏監. 伊藤利之, 大橋正洋, 千田富義編. 標準リハビリテーション医学. 第3版. 医学書院；2013. pp.205-7.
10) 石黒幸治, 川合 宏, 永原詩乃ほか. 医工連携によるゲーム型リハビリロボットの臨床応用に向けて. 国立大学リハビリテーション療法士学術大会誌 2018；39：50-5.

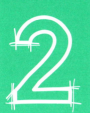

CHAPTER 2 パーキンソン病には思い切ったリハビリテーションで脳を刺激する

極める1　パーキンソン病は，脳内でアクセルとブレーキの使い分けができない状態

極める2　小刻みとすくみには，「external cue」と「抵抗歩行」が効果的

極める3　パーキンソン病患者は，体幹を回旋させてADLを回復させよう！

極める4　リハビリテーションで脳を刺激しドパミンを増やす！

極める1 » パーキンソン病は，脳内でアクセルとブレーキの使い分けができない状態

神経筋疾患というと，皆さん「神経難病」というイメージをもつのではないでしょうか．特に

パーキンソン病（Parkinson's disease：PD）は神経難病中の神経難病！

というくらい誰でも知っている疾患です．PDの四大症状（安静時振戦・無動・固縮・姿勢反射障害）（図1）[1]は，国家試験にも出題されるくらい有名です．こ

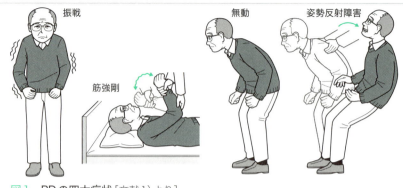

図1　PDの四大症状［文献1）より］

れらの運動機能障害は，ある日突然に起こるものではありません．

- 「何となく右手が重いな〜」
- 「最近，細かい作業がやりづらくなった気がするな〜」

など，明らかな異常とも思えない症状から発症することが多く，中には「最近，においがわかりづらいなぁ〜」などPDを疑うにはほど遠いと思われる異常から発症することもあります．そして，これらの**症状はゆっくりと進行する**のです．

これらの運動機能障害はパーキンソン病の一側面にしかすぎず，認知機能や精神機能などの低下が約80％に出現するといわれ，それらの非運動症状がADLやQOLを低下させやすいのです[2)3)]．

「結局，何がどうなってんの？」と聞かれれば，それは間違いなく

ドパミン神経の脱落

が原因なのです．このドパミン神経が減少する時には，異常に多く蓄積したレビー小体に「αシヌクレイン」というタンパク質が凝集することがわかっています[4)5)]．

なんだか教科書っぽい難しい話になってしまいましたが，頑張ってついて来てくださいね…．病気のメカニズムを理解していることは，リハ専門職にとっては重要です．特に理学療法を行ううえでは，大脳基底核の解剖生理を理解しておくことは極めて重要なのです．

　ここで，大脳基底核の役割について簡単に説明します．大脳基底核は主に抑制性の神経細胞で構成されています．まず，大脳皮質と黒質緻密部からの興奮性の指令が線条体（尾状核）に入ります．それら興奮性の指令が，主に2種類（直接路・関節路）の経路を通り，視床経由で大脳皮質（運動野）へ戻るのですが，

> **直接路はアクセル！**
> **間接路はブレーキ！**

として機能することで，滑らかな動きを実現させています（図2）[6]．この2種類の経路がどういうタイミングで働いているかなど不明な点はまだ多いのですが，

> **「ON-OFF現象」**[*1]は，
> **血中内のドパミン濃度が一定にならないために，**
> **「アクセル」と「ブレーキ」の**
> **調整がうまくできていない時に起こる**

とされています．

> **極めに究める Point 1**
> ● パーキンソン病は，大脳基底核内の制御システムがうまくいっていないことで起こる病気
> ● パーキンソン病特有の「ON-OFF現象」は，ドパミンの血中濃度が不安定になることで起こる

[*1] ON-OFF現象：L-dopaの服用時間に関係なく，急に切れて「OFF」になったり，次のL-dopaを服用しないのに，自然に改善したりする現象[3]．

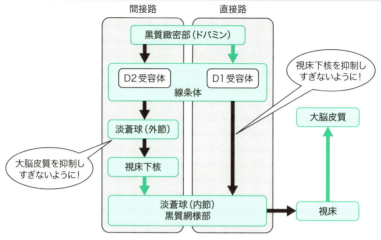

図2　大脳基底核内での運動制御のしくみ[文献6)より]
大脳基底核内の細胞はすべてが抑制細胞であるため，大脳皮質に対し，「直接路」では"促進的"に働き，「間接路」では"抑制的"に働く．正常ではこの促進と抑制が適切に調整されるので，スムースな運動が可能となる．緑矢印：促進性，黒矢印：抑制性

　PDへの第一の治療は，なんといっても薬物投与が中心です．ざっくりいえば「ドパミンが欠乏しているのだから，手っ取り早くそれを補充してあげましょう！」となります．投与されるのはドパミン前駆体である**L-dopa（レボドパ）**です（皆さん，聞いたことはありますよね…？）．

　PDに対する薬物には多くの種類があります（表1）．しかも，「診断が確定した早期から用いた方がよいか？」「ADLに不自由を感じ始めてから用いた方がよいか？」の議論は以前からありましたが，現在は前者の考えが主流です．理由は，**できるだけ早期に開始することで少しでもよい状態を長く保てるから**です．しかし，長期間の服用によって**ウェアリングオフ（wearing off）**[*2]などの副作用を引き起こすことがあります．そういった場合にはどのような対応が必要なのでしょうか…？

[*2]　ウェアリングオフ：L-dopaの効いている時間が短縮し，次のL-dopaを服用する前に，PDの症状が悪化する現象[3)]．

表1 わが国で発売されているPD治療薬

一般名	商品名	1錠中 L-Dopa含量	1日維持量	禁忌・主な副作用
L-Dopa/DCI配合薬, L-Dopa/DCI配合薬	L-Dopa単独薬			
レボドパ・カルビドパ配合薬	メネシット ネオドパストン マドパー ECドパール ネオドパゾール ドパストン	100 mg	3〜9錠	禁忌：狭隅角緑内障 副作用：吐き気, 嘔吐, 食欲低下, 便秘, 起立性低血圧, 浮腫, ジスキネジア, 幻覚, 妄想, 興奮, 錯乱, 溶血性貧血, 血小板・白血球減少, 肝障害
レボドパ・ベンセラジド配合薬				
L-Dopa単独薬				
レボドパ	ラロドーパ ドパール ドパゾール	200 mg	6〜18錠	
ドパミンアゴニスト：非麦角系				
プラミペキソール	ビ・シフロール	0.215 mg, 0.5 mg	1.5〜4.5 mg	禁忌：妊娠中毒症, 産褥期高血圧, 妊婦 副作用：食欲低下, 吐き気, 嘔吐, 幻覚, 妄想, 興奮, 錯乱, 眠気, 睡眠発作, 起立性低血圧, 浮腫, 皮疹, 血小板・白血球減少, 麦角系ではさらに心弁膜障害, 後腹膜・肺・心膜線維症
ロピニロール	レキップ	0.25 mg, 1 mg, 2 mg	6〜15 mg	
タリペキソール	ドミン	0.4 mg	1.2〜3.6 mg	
ドパミンアゴニスト：麦角系				
ブロモクリプチン	パーロデル	2.5 mg	7.5〜22.5 mg	
ペルゴリド	ペルマックス	0.05 mg, 0.25 mg	0.5〜1.25 mg	
カベルゴリン	カバサール	0.25 mg, 1 mg	1〜3 mg	
抗コリン薬				
トリヘキシフェニジル	アーテン	2 mg	1〜3錠	禁忌：狭隅角緑内障, 重症筋無力症, 尿路閉塞性疾患, 眼調節障害 副作用：口渇, 便秘, 吐き気, 幻覚, 妄想, 錯乱, 興奮, 記銘力低下, 排尿困難, 調節障害
ビペリデン	アキネトン	1 mg		
ピロヘプチン	トリモール	2 mg		
メチキセン	コリンホール	2.5 mg		
マザチコール	ペントナ	4 mg		
プロフェナミン	パーキン	10 mg, 50 mg	30〜150 mg	
グルタミン酸受容体遮断薬				
塩酸アマンタジン	シンメトレル	50 mg, 100 mg	100〜300 mg	禁忌：狭隅角緑内障 副作用：幻覚, 妄想, 網状青斑, 吐き気, 口渇
MAOB阻害薬				
塩酸セレギリン	エフピー錠	2.5 mg	2〜4錠	禁忌：三環系抗うつ薬との併用＋セロトニン取り込み阻害薬 副作用：幻覚, 妄想, 錯乱, ジスキネジア
COMT阻害薬				
エンタカポン	コムタン	100 mg	300〜800 mg	副作用：ジスキネジア, 食欲低下, 肝機能障害, 尿の着色
抗てんかん薬				
ゾニサミド	トレリーフ	1錠25 mg	1錠	副作用：眠気, 運動失調, 吐き気, 食欲低下
ノルアドレナリン前駆体				
ドロキシドパ	ドプス	100 mg, 200 mg	300〜900 mg	禁忌：狭隅角緑内障, 妊婦 副作用：食欲低下, 幻覚, 妄想, 血圧上昇

特に，ウェアリングオフを起こす患者は，薬が効いている時間内に「いろいろやらなくちゃ」と無理をしてしまう傾向があります．患者の気持ちはわかりますが，これがかえってドパミンの消費を早めてしまい，ウェアリングオフを起こしやすくするのです．ですから，治療において一度に多くの負荷をかけるのは避けるべきなのです（少量頻回の原則，9章）．ドパミンを経済的（効率的）に使えば，落差の少ない＝安定した状態を維持できますよ．

　さて，ここまででPDへの内科的治療について大まかに理解できたと思います．次からは実際の神経筋疾患リハで役に立つ極めに・究めるテクニックを紹介します．

COLUMN 2

臨床研究：PDへのtDCSの効果

　私たちは，健常人において前頭極（前頭前野最前部）が運動学習に重要な役割を担い，同部位への経頭蓋直流電気刺激法（transcranial direct current stimulation：tDCS）が運動学習能力を向上させることを報告しました（Ishikuro K, et al. Front Hum Neurosci 2014）[7]．

　そのうえで，PD患者9名を対象に，前頭極へのtDCSによるリハビリテーションが運動機能と認知機能に与える影響を検証しました（図3）．

　tDCSは3種類（Anodal, Cathodal, Sham）で，各刺激は5回/週とし，1週間ごとに種類を変更するクロスオーバー試験で行いました．運動機能の評価にはUPDRS（unified Parkinson's disease rating scale）・FMA（Fugl-Meyer assessment set）・STEF（simple test for evaluating hand function）を用い，認知機能の評価にはTMT（trail making test）を用いました．

　その結果，AnodalはCathodalやSham刺激よりも運動機能ならびに認知機能を有意に高めることができました．興味深いのは，図4に示すように難しい課題を繰り返し行うほど改善率が高いことです．

　研究結果から，PD患者の前頭極へのtDCS刺激は，運動機能と認知機能の改善に有効であることを世界で初めて明らかとしました（Ishikuro K, et al. Front Aging Neurosci 2018）[8]．

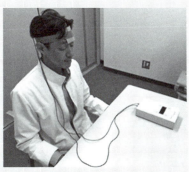

図3　前頭極へのtDCSによるリハビリテーション

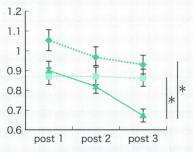

図4　tDCSを繰り返せば難しい課題ほど改善できる

縦軸：課題に要した時間を正規化した値（率），横軸：刺激の回数．◆：大球，■：木円板，▲：ペグ．大球・木円板・ペグとは，STEF課題（10項目）の1つ（大球は最も簡単な課題で，段階的に難しくなる．ペグは最後の課題で最も難しい課題）

極める 2 ≫ 小刻みとすくみには, 「external cue」と「抵抗歩行」が効果的

多くの PD 患者が最も治したいなぁーと感じているのが,

「小刻み」と「すくみ」

ではないでしょうか.

　「小刻み」は, 歩行時の歩幅が極端に狭くなり, それにともない腕の振りも小さくなる症状をいいます. magnetic feeling と称される「すくみ」は, その名の通り「足が床から離れない感覚」です.

　「小刻み」と「すくみ」の改善に有効な次の 2 つについて実際の方法を説明します.

> ❶ external cue
> ❷ 抵抗歩行

❶ external cue
　患者に注意を集中させ, 線, ハードル, 段差などの障害物またぎといった「視覚刺激」, 声かけ・メトロノームといった「聴覚刺激」などを用いて, 外的刺激による動作のきっかけを患者に与えて治療を行う, という方法です. 私の所属する病院でも external cue を積極的に取り入れています (図 5)[9].

❷ 抵抗歩行
　さらに高い動作能力を獲得するために, 思い切って「抵抗歩行」を行わせましょう. 方法は,

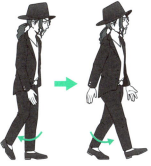
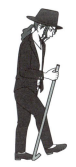

(a) すくみ足の歩行開始法　　　(b) L字型杖をまたいで1歩目を踏み出す

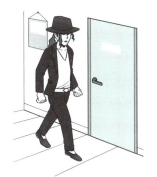
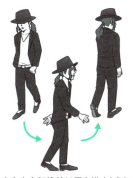

(c) 自宅の廊下に50cm間隔くらいの横線を引いておく　　　(d) 方向転換時は円を描くように大きく回る

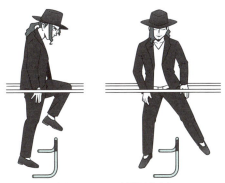

(e) 障害物またぎ（前後左右）

図5　小刻み・すくみに対する external cue ［(a)〜(d) 文献9) より］

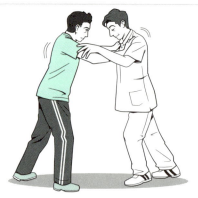

図6 抵抗歩行

PD患者と押し合いながら歩行をさせる（抵抗歩行）！（図6）

たったこれだけです．

1章でも述べましたが，「**歩行**」とは，**重心を移動させる**ことです．言い換えると「**バランスを崩しながらも安定している**」という不思議な状態といえるでしょう．先に述べたように，PDでは足が床から離れず，前方へ振り出せないので，歩行をする際には努力して足を前に振り出す必要があります．たとえ足を前方へ出すことができても，スムースに出せなかったり，うまくコントロールができないために結果的に突進現象も出現しやすいのです．

また，患者の心理としては，**過去の転倒の記憶から，「また転んでしまうのではないか」という恐怖を感じている**ことも，「すくみ」や「小刻み」の原因の1つといわれています[10]．

「抵抗歩行」は，相手に掴まりながらしっかり押すことができるので，思い切って歩かせることができます．そのことで，「ここまで足を振り出しても大丈夫！」ということを再学習させるのです．これも1つの「成功体験」といえるか

もしれません．

　こんな簡単な方法で「すくみ」や「小刻み」が改善できるなら，退院後のホームエクササイズとしても患者や家族に紹介しやすいでしょう！　ついでながら，歩行では「前方」だけでなく「側方」や「後方」に移動できることも，ADLを高めるうえでの重要なポイントになります[11]．「側方歩行」や「後方歩行」でも思いきって押して「抵抗」をかけてみましょう．転倒への注意は必要ですが，これがうまくできるようになれば「小刻み」や「すくみ」との戦いにピリオドが打てます．

極めに究める Point 2
- external cue：患者の視角や聴覚を外部から刺激してすくみを改善する練習
- 抵抗歩行：押し合いながら歩行させる．この際，患者に「転倒の恐怖」を感じさせない配慮が必要

COLUMN 3
パーキンソン病体操：LSVT BIG

　PDに対するエクササイズで近年話題になっている「LSVT BIG」という体操を紹介します．LSVTとはLee Silverman voice treatmentの略で，米国のRamigらが考案した発声発話の改善を目的として作られた「LSVT LOUD」をもとに手足の運動機能改善を目的に考案されたものです[12)13)]．

　ただ，LSVT BIGのみがPD患者への体操に有効であるということはなく，ラジオ体操やエアロビクス・太極拳なども勧められます．重要なのはダイナミックな運動を行うことなのです．誰だって気軽にできる方がよいですよね．

極める3 ≫ パーキンソン病患者は，体幹を回旋させてADLを回復させよう！

PD患者のリハビリテーションでいつも感じることは，

PD患者は体が硬い！

ということです．専門用語を使うと，「体幹の回旋運動ができない」ということになります．PD患者は，この**回旋運動**，つまり**体を捻じる**ことができず，寝返り動作すらできないことが多いのです．これでは，たとえ歩行ができたとしても，日常生活を自立することはできません．

私たちリハ専門職は，このような時，関節可動域運動［range of motion (ROM) エクササイズ］やストレッチに十分な時間をかけて，体をほぐしていくと思いますが（表2）[14]，神経筋疾患リハを極めに・究めるために，＋one（プラスワン）の「秘技」があるのです．

表2 パーキンソン病のリハビリテーションの種類［文献14）より］

理学療法	作業療法
・リラクセーション	・上肢の伸展をともなうROMエクササイズ
・緩徐な体幹の捻転運動	・ペグやビーズを用いた細かい上肢運動
・緩徐なROMエクササイズとストレッチ	・反復運動を行う上肢エルゴメーター
・頸部と体幹部の捻転運動	・移動練習
・背部の伸展と骨盤傾斜エクササイズ	・安全技術
・坐位と姿勢制御	・家族教育
・吸気と呼気相を意識した呼吸練習	会話
・移動練習：ベッドと椅子の移乗，移動練習	・会話前の深呼吸する
・反復運動を促進する自転車練習	・横隔膜呼吸練習
・リズムをもったパターンでの歩行，音刺激に合わせた歩行	・構音練習
	・嚥下練習
・立位，バランス練習	・頬面・口・舌の運動
・緩徐な移動練習：大きな歩幅で	心理
・介助用具	・心理的サポート
・有酸素運動	・患者と家族のカウンセリング
・ホームエクササイズ	・認知機能評価
・能力練習	・グループ練習

PD患者の体幹回旋運動

1) 患者を側臥位にし，できるだけ体が丸くならないようにします．
2) 肩甲骨と骨盤を片手でもちます．
3) 肩甲骨と骨盤が遠ざかる方向と近づく方向の2種類とROMエクササイズを行います（図7）．肩甲骨と骨盤の動きを引き出し，対側の筋をストレッチできるので寝返り動作がスムースになります．

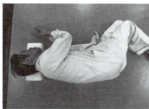
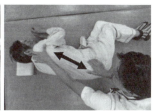
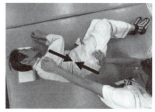

図7　体幹（肩甲骨/骨盤）の柔軟性を高めるためのROMエクササイズとストレッチ

　+oneといいながら，もう1つ．じつは，PD患者の姿勢や動作の改善にとっては**頚部の回旋運動**もとても重要になります．

　患者には，「左上を見ましょう！」「右下を見ましょう！」と指示しながら，頚部の屈曲・伸展・回旋・側屈運動をリハ専門職と一緒に行うのです（図8）．

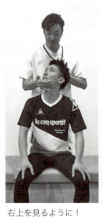

右上を見るように！	左上を見るように！	左下を見るように！	右下を見るように！
・頚部の伸展	・頚部の伸展	・頚部の屈曲	・頚部の屈曲
・右への回旋	・左への回旋	・左への回旋	・右への回旋
・左への側屈	・右への側屈	・右への側屈	・左への側屈

図8　体幹（頚部）の柔軟性を高めるためのストレッチ

　もうおわかりですよね！　リハビリテーションを行う時の「回旋運動」では，以下の「運動の組み合わせ」によって，三次元の動きをさせることが大切なのです．

　これが行えるようになると，丸太のような寝返り動作はもうしなくなり，起き上がり動作もスムースにできるようになります．

極めに究める Point 3　回旋運動のコツは，体幹の回旋だけでなく，頚部の回旋も一緒に指導すること．これをクリアすると，寝返りを打てるようになる

COLUMN 4

PD治療の state of the art（最先端治療）は iPS, DBS, NIBS

　PDの治療現場で最近行われている，もしくは近い将来実現するであろう最先端治療について紹介します．

　ズバリ，次の3つの state of the art です．

① iPS 細胞の移植
② deep brain stimulation
③ non-invasive brain stimulation (NIBS)

① iPS 細胞移植

　皆さんもご存じの「京都大学 iPS 細胞研究所」で行われているアレです．ここでは多くの難病に iPS 細胞を移植し病気（病態）を根本から治すことを目的に，世界レベルでの研究がなされています．2017年に Nature 誌に掲載された論文によれば，ヒト iPS 細胞由来のドパミン神経前駆細胞を PD モデルのカニクイザルに移植した結果，①顔の表情，②周囲を見渡す動作，③自発運動，④刺激に対する反応，⑤ふるえ，⑥姿勢の不安定さ，⑦歩行能力が改善されたとのことです[15]．しかもその後，その iPS 細胞は健常者からのものと PD 患者からのものとの条件で症状を比較しているのですが，両者には統計学的な有意差がなく，同様に改善できたそうです[15]．つまり，PD 患者自身の iPS 細胞を移植しても症状を改善できることが証明されたわけです．

2018年10月にはヒトへの iPS 細胞移植がいよいよ始まりました．今後は数年の時をかけて，安全性と有効性を検証することになるようです．移植の基準はいくつかありますが，1人でも多くの患者が適応になる時代が早く来てほしいですね．

② deep brain stimulation (DBS)

　その名の通り，深部脳刺激療法という治療法です．視床下核を電極で直接に刺激をすることで，大脳基底核内に生じているシステム障害を正常に戻そうとするもので，全国で臨床応用が進んでいます．

③ non-invasive brain stimulation (NIBS)

　頭皮から脳を刺激することで，PDに限らず，脳卒中など中枢神経系の異常を正常化させようとする治療法です．neuromodulation ともいわれます．これには，反復経頭蓋磁気刺激（repetitive transcranial magnetic stimulation：rTMS），経頭蓋磁気刺激（transcranial magnetic stimulation：TMS），経頭蓋直流電気刺激（transcranial direct current stimulation：tDCS）の3種類があり，DBS 同様，全国で臨床試験が積極的に行われています．私，石黒も tDCS を用いた臨床研究を積極的に行っており，その有効性を実証しています（コラム2で要点を紹介しています）[6,7]．

極める 4 ≫ リハビリテーションで脳を刺激しドパミンを増やす！

　PD患者は運動機能だけでなく，「認知機能低下」や「うつ」などの非運動症状が出現することも多く，自信を失っている場合が少なくありません．ですから，リハ専門職による精神面でのサポートも必要になり，この際ポイントになるのが**成功体験**をさせることです．PD患者にとって，なぜ成功体験がよいのか？　それは，ズバリ！

リハビリテーションによって
ドパミンを増やせる可能性があるから

です[16) 17)]．リハビリテーションの力って，すごいんですよ．

　皆さんは，ドパミンを産生・放出しているのは中脳黒質（緻密部）だけだと思っていませんか…？　じつは**ドパミンを産生・放出するのは中脳黒質（緻密部）だけではなく，腹側被蓋野という領域もある**のです．この腹側被蓋野は「報酬」に深く関与していることがわかっています．だから，PDのリハビリテーションで重要なことが**成功体験**なのです．成功体験によって

「諦めていたことができるようになってうれしい！」
「やればできる！」

という**報酬**を生み，ドパミンを出しやすくなり運動学習が進むのです．落ち込んでばかりいては，薬の効きも悪くなるしね．そうなれば，自然とモチベーションが上がり，日々の生活がウキウキ・ワクワクできるものになるでしょう．

極めに究める Point 4　「成功体験」は，リハビリテーション成功の鍵．成功体験を積み重ねてドパミンを出させる

COLUMN 5

マイケル・J・フォックスにみる PD との付き合い方

映画「バック・トゥー・ザ・フューチャー」で主役を演じた俳優・マイケル・J・フォックス氏は，1991年に29歳という若さでPDを発症しました．当初はかなり落ち込んでいたそうですが，持ち前の明るさで，現在でも俳優として精力的に活動しています．そんな彼の最近の日常生活は，笑いに溢れているといいます．妻にコーヒーを入れてあげようとしても，手が震えてテーブルに着くころには量が半分になっている．それでも，「最愛の妻にコーヒーを入れあげたい」と思える自分がうれしいのだそうです．また，周囲からは「そんなことすらできないかわいそうな人」と映っているだろうと思うと笑ってしまうのだといいます．現在の悩みは転倒のしやすさらしく，1日に何度も転ぶようです．それでも骨折などの大けがをすることもなく，発症から25年以上経過しても俳優として活躍できるのは，彼が自分らしく明るく生きているからでしょう．

COLUMN 6

恐るべし，「モチベーション」！

PD患者の実際の話です．「ON」の時であれば歩行器歩行がスタスタできるのに，「OFF」の時にはそれが完全に止まってしまうのです．服薬して1時間程度だったこともあり，その日も普段通りストレッチや筋力強化運動を行い，歩行練習も積極的にできました．しかし，ウェアリングオフが出現しはじめ，ついに完全に「OFF」となりました．本人も私も，「こうなってしまっては，リハビリテーションはおろか何もできないだろう」と判断し，私が病室へ送り届け，看護師に一連の内容を報告しました．

その後，明日の予定時間を伝えようと訪室した時に私の目に飛び込んできたのは，車いすのままTVゲームを楽しそうにする患者の姿でした．じつはこの患者，麻雀が趣味で病室にTVゲームをも

ち込んでいたのです．「モチベーションが大事！」とはよく聞くけれど，行動をこんなにも変えられるのだと驚きました．しかも，さっきまでの無表情とは異なり，ニコニコ明るいよい表情をしているじゃありませんか!? きっと，脳内ではドパミン（快楽ホルモン）が出ていたのかもしれません．

患者のことを考えて作ったプログラムでも，患者からすると，興味の湧かない内容は多いのかもしれません．しかし，患者のやりたいことだけをやっていても，社会復帰が進まない時があるのも事実です．あらためて，患者に合わせた治療プログラムを作ることがいかに難しいか，身にしみた1例でした．

極めに究めると、こんなことができる！

1. 安静時振戦・固縮・無動・姿勢反射障害のPD四大症状が脳の機能障害により起こる，ということを理解し，リハビリテーションに活かせる
2. PD患者の小刻みとすくみを「external cue」と「抵抗歩行」を適切に用いて治療できる
3. 体幹の回旋＋頚部の回旋で，体の柔軟性を取り戻せる
4. 「できるようになる」「効果がある」と患者に実感してもらい，リハビリテーションを成功に導ける

●文献

1) 奈良　勲監．松尾善美編．パーキンソン病の理学療法．医歯薬出版；2012．
2) 日本神経学会監．「パーキンソン病治療ガイドライン」作成委員会編．神経疾患診療ガイドライン　パーキンソン病治療ガイドライン2011．
3) 水野美邦編．神経内科ハンドブック　鑑別診断と治療．医学書院；2011．
4) Orimo S, Uchihara T, Nakamura A, et al. Axonal α-synuclein aggregates herald centripetal degeneration of cardiac sympathetic nerve in Parkinson's disease. Brain 2008；131：642-50.
5) Volles MJ, Lansbury PT Jr. Vesicle permeabilization by protofibrillar α-synuclein is sensitive to Parkinson's disease-linked mutations and occurs by a pore-like mechanism. Biochemistry 2002；41：4595-602.
6) 医療情報科学研究所編．病気がみえる〈vol.7〉脳・神経．第2版．メディックメディア；2017．
7) Ishikuro K, Urakawa S, Takamoto K, et al. Cerebral functional imaging using near-infrared spectroscopy during repeated performances of motor rehabilitation tasks tested on healthy subjects. Front Hum Neurosci 2014；8：292.
8) Ishikuro K, Dougu N, Nukui T, et al. Effects of transcranial direct current stimulation (tDCS) over the frontal polar area on motor and executive functions in Parkinson's disease；A pilot study. Front Aging Neurosci 2018；10：231.
9) 眞野行生編．ケアスタッフと患者・家族のためのパーキンソン病　疾病理解と障害克服の指針．医歯薬出版；2002．
10) Bloem BR, Hausdorff JM, Visser JE, et al. Falls and freezing in Parkinson's disease：a review of two interconnected, episodic phenomena. Mov Disord 2004；19：871-84.

11) Hackney ME, Earhart GM. Backward walking in Parkinson's disease. Mov Disord 2009 ; 24 : 218-23.
12) Fox C, Ebersbach G, Ramig L, et al. LSVT LOUD and LSVT BIG : Behavioral treatment programs for speech and body movement in Parkinson disease. Pakinson Dis 2012 ; 2012 : 1-12.
13) 新潟リハビリテーション大学 Global web サイト (http://www.lsvtglobal.com)
14) 林 明人. パーキンソン病の最新リハビリ療法. 臨床神経学 2013 ; 53 : 1046-9.
15) Kikuchi T, Morizane A, Doi D, et al. Human iPS cell-derived dopaminergic neurons function in a primate Paekinson's disease model. Nature 2017 ; 30 : 592-6.
16) Ouchi Y, Yoshikawa E, Futatsubashi M, et al. Effect of simple motor performance on regional dopamine release in the striatum in Parkinson disease patients and healthy subjects : a positron emission tomography study. J Cereb Blood Flow Metab 2002 ; 22 : 746-52.
17) Müller T, Muhlack S. Effect of exercise on reactivity and motor behavior in patients with Parkinson's disease. J Neurol Neurosurg Psychiatry 2010 ; 81 : 747-53.

CHAPTER 3 パーキンソン症候群の動作指導は姿勢矯正がポイント

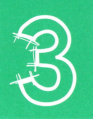

極める1　「パーキンソン症候群にはL-Dopaが効かない」
　　　　ことが，パーキンソン病との違い
極める2　四つ這い練習の前に，まず姿勢を直す
極める3　立ち上がり動作では膝を前に出す
極める4　方向転換では足をクロスさせる

極める1 ≫ 「パーキンソン症候群にはL-Dopaが効かない」ことが，パーキンソン病との違い

　パーキンソン病（PD）と症状が似ている**パーキンソン症候群（parkinsonian syndrome：PD-syn）**をあえて本章で取り上げたのには理由があります．それは，

PD-synはPDとは似て非なるもの

だからです．PDは中脳黒質（緻密部）における「ドパミン」の枯渇が原因であることは，2章で述べました．しかし，

PD-syn には「ドパミン」の枯渇がない

のです．これが PD と PD-syn の決定的な違いです．したがって，**PD-syn には PD に使用される薬物（L-Dopa）が効きにくい**のです[1)2)]．

PD-syn とは，「小刻み」や「すくみ」などの症状が出現しやすい疾患の総称ですが，なかでも**多系統萎縮症（multiple system atrophy：MSA）**は PD-syn の代表的な疾患の1つで，

> ❶ 大脳皮質や白質・脳幹などの「萎縮」
> ❷ 線条体の「グリオーシス」[*1]

を生じます[1)]．つまり，大脳基底核の機能不全が生じやすく，これらの症状が PD と似てしまうのです[2) 3)]．表1 では，PD と MSA の簡単な比較をしましたので参考にしてください．

MSA は，病態の進行（悪化）が PD に比べてとても早いので（図1）[4)]，できるだけ早い段階から転倒予防も含めたリハビリテーションを行うことが重要です．

表1 PD と MSA の比較

	PD	MSA
診断	MRI：正常 MIBG心筋シンチ：低下 DAT-SCAN：低下	MRI：被殻の萎縮 MIBG心筋シンチ：正常 DAT-SCAN：正常
発症様式	片側	両側
薬物	L-Dopa反応性：良好	L-Dopa反応性：不良
病状の進行	遅い	早い
症状	安静時振戦：著明 （四大症状が出現）	運動時振戦：著明 （四大症状に加え小脳症状も出現）

[*1] グリオーシス：神経膠症ともいわれ，神経脱落や病変部位に集まってくる星状膠細胞が異常に増加した状態で，回復の遅延や正常な神経伝達を妨げる．

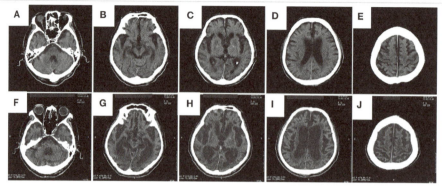

図1　MSAでの脳萎縮が急速に進行することを示すCT画像［文献4）より］
A〜E：2015年9月に撮像されたもの．F〜J：は2016年7月に撮像されたもの．

> **極めに究める Point 1**
>
> パーキンソン症候群（PD-syn）とパーキンソン病（PD）の違い
> - PD-syn には L-Dopa が効かない．PD には L-Dopa が効果あり
> - PD-syn は脳内の神経伝達障害だけが原因ではない．PD は脳内の神経伝達障害が原因

極める 2 ≫ 四つ這い練習の前に，まず姿勢を直す

　極端な前傾姿勢であっても，じっと立っているだけなら安定している場合があります．そのような症例では重心動揺検査では正常だったりします（図2）．しかし，何か動作をするとすぐにバランスを崩して転倒しそうになる，そんな患者は多いです．そのような患者は，安全かつ実用的に立てているのではなく，**動けずに立っているだけ**なのです[5]．

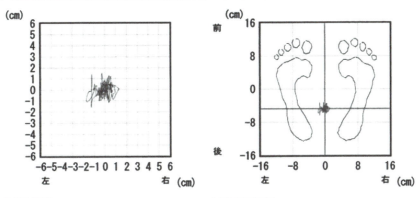

重心図（開眼）　　　　　　　　　　　位置偏位図（開眼）

図2　パーキンソン症候群患者における重心動揺（開眼）
面積：2.80 cm^2（基準範囲 0.52〜5.99 cm^2）．速度：3.04 cm/秒（基準範囲 0.76〜3.35 cm/秒）．矩形面積：9.46 cm^2．実効値面積：1.5 cm^2．総軌跡長：91.3 cm

　皆さんは，このような症例にどのようなリハビリテーションプログラムを立てますか…？　「PT の肩に掴まらせることで，転倒に注意しながらバランスパッド上で立位保持や片脚立ちの練習をします」という声が聞こえてきそうです．

　間違いではありませんが，その前に**極端な前傾姿勢**は治さなくてもよいでしょうか…？　「骨盤の後傾」という不良な姿勢のまま片脚立ちの練習を行ってバランス能力を改善できた，という経験が私にはありません．そこで，**私はあえて「姿勢の矯正」と「体幹の強化」に時間をかけています**．「急がば回れ！」です．

　具体的には，以下のようなエクササイズをします．

四つ這い練習の前に行う姿勢矯正

❶ 「寝返り」→「起き上がり」→「四つ這い位」の順に動作練習をする
❷ 四つ這い位を保持できるようになったら，「ドッグ＆キャット」（図3）

第3章　パーキンソン症候群の動作指導は姿勢矯正がポイント

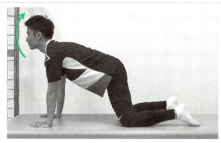
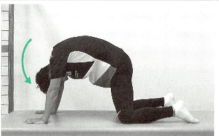

ドッグ：頚部と体幹を伸展させる　　　キャット：頚部と体幹を屈曲させる

図3　ドッグ&キャット

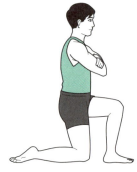

図4　片膝立ち位練習
片膝立ちになって正面で手を組む．
片膝立ちは左右の下肢で行う

❸ **膝立ち位・片膝立ち位を練習**（図4）**する**
❹ **バランスパッド上で立位保持や片脚立ちを練習する**

　四つ這い練習（ドッグ&キャット）で重要なのは，骨盤の柔軟性を獲得することにあります．つまり，骨盤を十分に前後傾させることが大切です．そのために，**「ドッグ」では顔を前方（できれば天井）に向け，「キャット」ではおヘソをしっかり見る**ことがこの練習のポイントになります．「ドッグ&キャット」は腰痛治療のためだけのエクササイズだと思っていたのではないでしょうか…？じつはそれだけではありません．このように使えば，バランス練習の準備運動にもなるんです．この一連のエクササイズで特に重要となるのは，**膝立ち練習**と**片膝立ち練習**です．

> 膝立ち姿勢と片膝立ち姿勢は,
> 「膝を床に付けた立位姿勢」

なのです．つまり，立位より重心は低いが，立位姿勢の安定に必要な「大殿筋を中心とした体幹の伸展筋群および腹筋を中心とした体幹の屈筋群」の強化を効率よく行うことができるのです．

　以上のような練習をリハ専門職と一緒に行えば，患者は転倒の不安を感じることなく，抗重力的な身体の使い方を覚えることができるでしょう．きっと静的・動的両面でのバランス能力が改善でき，その後に続く「立ち上がり」や「歩行」も安定していきますよ．

極める3 ≫ 立ち上がり動作では膝を前に出す

　何とかバランス能力が改善し，歩行ができるようになったとしても，自力で立ち上がることができなければ，「行きたい時にトイレへ行く」など，患者自身の意思や目的に合った適切な行為を達成することはできません．手すりなどの環境が整っていればよいのですが，それでも手すりがなければ立てないということになります．つまりは，「環境依存」になってしまいます．

　もちろん，各患者に合わせた「オーダーメイド医療」は基本なので，環境の整備も重要であることはいうまでもありません．リハビリテーションのプロとしては，「あなたの病気はどんどん進行しますから，自力での動作獲得を諦めて，今のうちから環境を整え，できることを維持しましょう」なんて絶対にいいたくないものですよね！

　そこで，立ち上がり動作を極めに・究めるために大切にしたいのが，ズバリ**膝**です！　膝をうまく使うことなのです．「神経筋疾患リハに膝が大事…？」と思う方もいるでしょう．だからこそ**膝**なのです．

具体的には,

立ち上がりの際に膝を足部より前に出す！（図5）

患者の目線でいうと，足部が膝でみえなくなるまで前に出すのです．それによって，足底面にしっかり体重を乗せることができ，立ち上がり動作に必要な前方への重心移動もスムースに行えるようになります．もちろん，動作には体幹や下肢の可動性や筋力は必要になりますから，ストレッチや抗重力筋の筋力強化運動はしっかり行ってください．ストレッチでは，2章の極める3も参考にするとよいでしょう．

臨床上よくみられるのは，反動をつけての立ち上がりや，プッシュアップで膝を使わず立ち上がる方法です（図6）．確かに，この方法であれば自力で立ち上がることはできるし，バーセルインデックス（Barthel index：BI）や機能的自立度評価法（functional independent measure：FIM）などの評価尺度ではADLの点数も高くなり，1人でできることが増えたことにはなります．

しかし，このパターンでは立位で重心が後方に残りやすく，姿勢を保持するだ

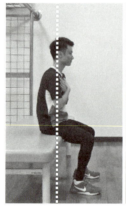 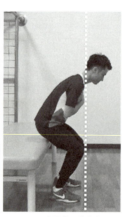 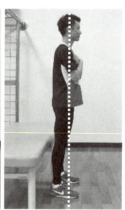

phase 1：開始位．坐骨に重心が乗っている　　phase 2：中間位．膝関節が足部より前方に位置している　　phase 3：最終位．耳垂からの重心線が膝の前方に位置している

図5　効率のよい立ち上がり動作パターン

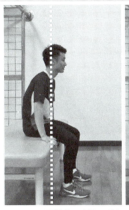 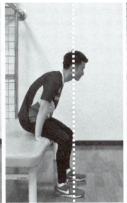 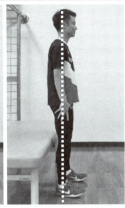

phase 1：開始位．坐骨に重心が乗っていない　　phase 2：中間位．膝関節が足趾より後方に位置している　　phase 3：最終位．耳垂からの重心線が踵に位置している

図6　効率の悪い立ち上がり動作パターン

けで精一杯です．何かの動作を行う余裕などありません．これでは，実用性のある立ち上がり動作を獲得したとはいえないのです．

　ぜひ，「膝」を使った立ち上がり練習を指導してみましょう．はじめからうまくできるはずもなく，場合によっては前方に適当な高さの台を設置したり，リハ専門職の肩に掴まることがあってもよいかもしれません．これで安全性に加えて患者との信頼関係もアップするかもしれませんよ．

> - 「膝を足部よりも前に出す立ち上がり動作」は，足底面にしっかり体重を乗せ，前方への重心移動がスムースになる
> - 「膝を使わない立ち上がり動作」は，足底面に体重を乗せられず，重心移動がスムースではない

極めに究める **Point 2**

COLUMN 7

リハビリテーションの原点に回帰する

「各疾患における病態の違いを正確にリハビリテーションに活かせているか？」と聞かれると，臨床経験を20年近く積んだ今でも胸を張って「YES！」とはなかなかいえません．ただ，臨床場面で意識していることがあります．それは，「患者の話にしっかり耳を傾ける」ということです．

上田敏先生は「リハビリテーションとは単なる訓練や理学療法・作業療法のことではなく，障害者の『全人間的復権（人間らしく生きる権利の回復）』である」といっています[6]．

また，砂原茂一先生は著書『リハビリテーション』（岩波新書）の中で，「いろいろな種類の障害のために，見た目も普通の人とは違っているし，一般の人々と同じような働きもできないためにまるで人間ではないかのように見下げられていた障害者が，1人の人間としての権利を主張し，それを回復するのがリハビリテーションということになる」といっています[7]．そして，「リハビリテーションを技術論の立場からだけ捉えると，最も大切な本質を見落とすおそれがある」ともいっているのです．

いくら豊富な知識や高い技術をもっていても，それをどのように使うかはわれわれに委ねられているわけで，リハ専門職になろうと思った時の謙虚で純粋な気持ちを忘れず，患者と一緒にリハビリテーションを行えたら，効果もより高まるのではないでしょうか．

極める 4 » 方向転換では足をクロスさせる

これはパーキンソン病に対する運動療法にも通じることですが，平行棒内歩行練習中のトラブルで，

- 方向転換の動作がうまくできない
- バランスを崩して転倒しそうになった

こんな経験はありませんか…？

「すくみ」や「小刻み」に対して，外部cueをうまく使うのは有効ですが（2章），「方向転換」の悩みもとても深刻ですよね．平行棒の端まで何とか歩いてきたのはよいけれど，

- 座ろうと思ってもお尻を車イスに向けられない
- 中途半端な姿勢（斜め）のまま，ドスン！と座ってしまう
- 足がクロスしてしまい転倒の危険が高い

そんな時，迷わず実践しているよい方法があるんです．

方向転換する前に，あえて「足をクロス」させる（図7）

のです．こんな風にすることで，着座する際の「足のクロス」を避けることができ，予想以上にスムーズに方向転換することができるのです．ただし，平行棒内で行う時は，

- 反対側の平行棒をもち代えること
- 「すくみ」などへの対応を事前に行っておくこと

はいうまでもありません．

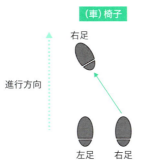

図7　方向転換時には足をクロスさせる

極めに究めると、こんなことができる！

1. パーキンソン病（PD）とパーキンソン症候群（PD-syn）の違いを理解してリハビリテーションに活かせる
2. 「直立できるだけ」のPD-syn患者に，姿勢を直す指導と四つ這い練習の指導の両方を行える
3. 「膝を使った立ち上がり」の指導で，実用性のある立ち上がり動作の指導ができる
4. 「歩いて車イスの前まで行って座る」など，歩行＋αの実用的な動きを指導できる

● 文献

1) 水野美邦編．神経内科ハンドブック　鑑別診断と治療．医学書院；2011．
2) 武山博文，高橋牧郎，高橋良輔．第38回内科学の展望　難治性内科疾患の克服に向けて　2．パーキンソン病とパーキンソン症候群．日本内科学会雑誌 2011；100．
3) 犬塚　貴．高齢期のパーキンソン病　第53回 日本老年医学会学術集会記録〈教育講演〉．日老医誌 2011；48：616-8．
4) Nisitani S, Miyoshi H, Katsuoka Y. Extensive delayed brain atrophy after resuscitation in a patient with multiple system atrophy. Front Neurol 2018；8：754.
5) Rocchi L, Chiari L, Horak FB. Effects of deep brain stimulation and levodopa on postural sway in Parkinson's disease. J Neurolog Neurosurg Psychiatry 2002；73：267-74.
6) 上田　敏監．伊藤利之，大橋正洋，千田富義ほか編．標準リハビリテーション医学．第3版．医学書院；2012．
7) 砂原茂一著．リハビリテーション．岩波新書；1995．

COLUMN 8
自主練習と家族指導

通常の臨床場面だけでなく，退院時に「自主練習や介助の仕方」のアドバイスを求められることがあります．その時には，できるだけ簡単なことを指導するようにしています．難しいことでは正確にできない可能性があるし，長続きもしないからです．そこで，普段私が行っている基本動作や杖の使用法などのADL指導について，脳卒中による左片麻痺患者を想定し，あくまでも基本的で安全な動作方法を紹介します．

1. 起き上がり動作

左上肢を右上肢で患者自身の前にもってくることで，置き去りにならないようにします．同様に左下肢を右下肢で下から支えるようにしながら右側へもってきます．右肘を着くようにしながら起き上がります．うまく行かない場合はコラム9の方法も参考にしてください（図8）．

2. 立ち上がり動作（極める3）

立ち上がり動作がうまくできない時は，重心が後方に残っていることが多いです．まずは浅く座るようにします．おじぎをするように上半身を前傾させる際には，顔が患者の膝や足関節よりも前方へ位置するようにします．慣れないうちは，右足関節を1歩手前に引きます（図9）．

3. 移乗動作

右側への移乗動作が安全です．立ち上がり動作同様，前傾姿勢によって重心を前方に移動させますが，その際に，右足関節を1歩手前に引きます．中途半端な姿勢で方向転換せず，しっかりとした立位姿勢になってから，反時計回りで殿部をベッドに向けます（図10）．

4. 杖の使い方

杖が左下肢を補ってくれることを理解してもらいます．したがって，杖と左下肢は一緒に前に出すことをすれば，間違うことはありません（図11）．

※実際の臨床では麻痺側上下肢の機能回復や強化のために，リスクに配慮しながら上記指導内容を逆の動作方法で指導する時があります．しかし，患者（家族）への指導の際には，まずは安全で基本的な方法を身につけてもらうことが重要です．

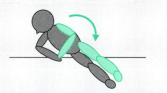

図8　起き上がり動作（左片麻痺患者）
緑色：麻痺側

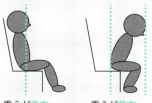

図9　立ち上がり動作

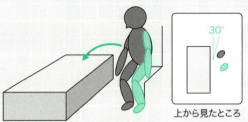

図10 移乗動作（左片麻痺患者）
緑色：麻痺側

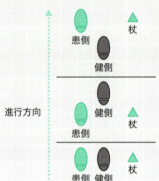

図11 杖歩行

COLUMN 9
起き上がり動作では「身体を丸める」

日常臨床で獲得に難渋する動作の1つに,「起き上がり動作」があります.寝返り動作が何とかでき「on elbow」になれたまではよいけれど,問題はその後のこれなんです!

「on hand」になれない

患者やリハ専門職のイメージでは,「on elbow」から「on hand」へ一直線に進もうとしがちです.そもそも,「on hand」になれないのは,**重心が後方に残っているからなのです**.

にもかかわらず「リハビリテーションには運動学習が必要ですから,できるようになるまで何度も頑張りましょう!」などと指導するだけでは,よほどストイックな患者でないかぎり,われわれは鬼にしかみえないでしょう.そんな時に,極めに・究めるテクニックがあります.ズバリ

身体を丸めろ!

です.身体を丸くすることによって,多少なりとも重心は前方へ行きます.また,側臥位(横向き)からさらに腹臥位へと向かわせ,**両手を効率よく使いながら起き上がる**ように指導します.そうすれば,諦めかけていた「起き上がり動作」を難なくクリアできるでしょう.

「起き上がり動作では片手しか使ってはいけない」などという決まりはなく,患者にしてみれば,できなかったことができるようになれば,それでよいのです.神経筋疾患リハを極めに・究めるためには,**「こうでなくてはいけない!」**という既成概念や固定観念を壊すことも必要かもしれませんね.

CHAPTER 4 多発性硬化症による感覚障害の治療は荷重のかけ方がポイント

極める1　易疲労性の正体は,「ウートフ徴候」かもしれない
極める2　足の振り出しにくさの改善には視覚情報を利用する
極める3　荷重困難例にはブリッジ運動をアレンジする
極める4　有痛性筋痙攣へのストレッチは根本的な解決にはならない

極める1 ≫ 易疲労性の正体は,「ウートフ徴候」かもしれない

　多発性硬化症 (multiple sclerosis：MS) は,中枢神経に炎症性の脱髄性病変が2つ以上あり,症状の増悪と緩解を繰り返すのが特徴です[1].中枢神経であれば部位を選ばないので,片麻痺や対麻痺・四肢麻痺など症状はさまざまです.また,運動よりも感覚が優位に障害される場合もあり,多彩な神経症状を呈するとされるゆえんです[2].

　炎症症状が強い発症後急性期では,関節拘縮など**廃用症候群 (disuse syndrome)** の予防や呼吸器管理などをベッドサイドで行うことが多いです.そして,炎症が治まった後は,できるだけ早期から離床を促し積極的なリハビリテーションが必要となります.その際に注意しなければいけない大切なポイントがあ

ります．それは，

どこまで負荷をかけるのか？

ということです．

　目安になるのが，**ウートフ徴候**（Uhthoff's phenomenon）です．これは，運動や入浴などで体温が上昇した時に神経症状が悪化してしまうというものです．リハビリテーション中に現れる場合もありますので，「もしかしたら…！」という疑いをもつことも，リハビリテーションを極めに・究めるうえで大切な技術といえるでしょう．がんばらなくては意味がないと考える患者もいれば，疲れていてもいえない患者もいますよね．少なくとも「昨日のリハビリテーションの後に神経症状が悪化しませんでしたか？」と尋ねるようにしましょう．一時的であってもそのような徴候がみられたら，運動負荷の調整とともに患者への教育や指導を行うように心がけてください．

> **極めに究める Point 1**
> - ウートフ徴候は，体温上昇で悪化する
> - 易疲労性がある時は，ウートフ徴候を疑う
> - ウートフ徴候の発見には，きめ細かい患者フォローが役立つ

極める2 » 足の振り出しにくさの改善には視覚情報を利用する

　実用的な歩行ができない理由の1つに，**感覚障害**（sensation disorder）があります．「感覚」とは基本的に「無意識下」で処理されるものであって，感じようと思っても動きがないと簡単に感じられるものではありません．正座後の「しびれ」ぐらいはわかりますが，「日常生活では『感覚』を意識していない」という

のが本音かもしれません．

「感覚障害を有している MS 患者の歩行を改善するために，どのような治療戦略を立てればよいのか…！」と悩んでいるリハ専門職は多いと思います．そこで着目したいのが，**視覚**なのです．1章でも解説した「歩行の立脚期と遊脚期の練習方法」は参考になります．ただし，感覚障害が優位に出現しているケースでは，特に末梢（膝〜足関節）のコントロールができないことが特に多いので，図1のようにわれわれが足関節を操作しながら，

足の動きを患者の「目で確認」してもらう

のです．リハ専門職は「足を前に振り出しましょう！」「つま先を上げましょう！」「踵を床につけましょう！」「足が床についている感覚を感じとってください」などと具体的な指示を与えるのです．これらのことは，脊髄視床路への積極的な感覚入力にもなります．MS では複視が出現する場合もありますが，目視しながらの練習は複視改善へのアプローチにもなるかもしれません．だとすれば，まさに一石二鳥のテクニックなのです．

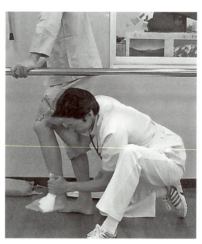

図1　視覚情報を用いた下肢の振り出し練習

COLUMN 10
重心移動練習は「前後」に

　重心移動練習というと，右の下肢に体重を乗せたり，左の下肢に体重を乗せたりすることで，歩行の獲得に向けて「下肢の支持性を高めるバランス練習」として行うことが多いと思います．間違ってはいないのですが，本当にそれだけでよいのでしょうか…？

　私は左右への重心移動練習に加えて，前後への重心移動練習も積極的に行っています．1章の極める3でも述べましたが，歩行の実用性を高めるためには立脚期の安定感はとても重要です．歩行している時と同じように左右の下肢を「前後」にして重心移動練習をすることで，踵から足趾へ（後ろから前へ）スムースに重心を移動させるのです．やってみるとわかるのですが，「振り子」や「ゆりかご」が揺れているように感じると思います．これができるようになると，安定した歩行の獲得がグッと近くなります．極めに・究めるワンポイントアドバイスです．

極める3 ≫ 荷重困難例にはブリッジ運動をアレンジする

　麻痺側下肢にうまく体重を乗せられない場合，体重計で荷重量（kg）を確認することがよくあります．それでうまくいけば悩みは解消するのですが，臨床はそんなに甘くない！

　そんな時，勇気を出して「ブリッジ運動」までレベルを下げてみましょう．膝立ち位や立ち上がり練習などでは転倒の危険もあるので，支持基底面が広い背臥位での「ブリッジ運動」は下肢に安全に荷重できる手段といえます．「そんなことなら，もうやっています！」という声も聞こえてきそうです．しかし，単なる「ブリッジ運動」を行うだけは麻痺側への荷重が思ったようにできないケースが多いです．なぜか？　それは

> ### 健側の機能が麻痺側の機能を
> ### 補ってしまう（代償してしまう）

からなのです．このようなケースに遭遇した際には，私は**「ブリッジ運動」**に一手間加えます．具体的には，

> ❶「ブリッジ」肢位を正中位で保持させる
> 　（リハ専門職の介助があってもよい）
> ❷「ブリッジ」肢位のまま，殿部を右（左）へ振って，
> 　5秒間程度保持させる（図2）

　これであれば，健側による代償を最小限に留めることができます．やってみるとわかりますが，けっこう辛いです．麻痺側へ殿部を振ると身体を支えきれずバランスを崩したり，傾斜してしまいます．しかし，リハ専門職が介助量を調整しながら荷重させると，「ブリッジ」肢位を安定させることができます．この段階で，膝立ち位や立ち上がり練習などへつなげていけば，効率よく動作のパフォーマンスは向上していきます．

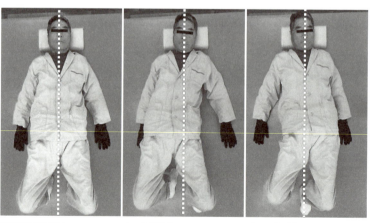

基本肢位（正中位）　　　右への荷重位　　　左への荷重位

図2　ブリッジ運動による荷重練習

極める 4 ≫ 有痛性筋痙攣へのストレッチは根本的な解決にはならない

　MS患者では，**有痛性筋痙攣**がたびたび起こります．有痛性筋痙攣は，通称「こむら返り」と呼ばれ，経験がある方も多いと思いますが，まさに**痛みの撃鉄**（！）ともいえる症状を呈します．運動時だけでなく睡眠時に現れることもあり，予防法を教えてほしいといわれることが多々あります．

　痛みをともなう筋痙攣の裏では，主に腓腹筋が「神経原性筋萎縮」という病態に陥っている可能性があります．特に，中枢神経が障害された場合には，typeⅡ（白筋）繊維が萎縮することが示唆されており[3]，素早い運動への対応が遅れたり，ちょっとした姿勢の変換がこの撃鉄の誘因になります．

　また，MSでは中枢神経の正常な「跳躍伝導」ができず，「伝達物質」の輸送が遅れることも，「収縮と弛緩」の切り替えが円滑にできない理由なのでしょう．したがって，起きてしまった時は，痙攣している筋をストレッチすることが第一選択となります．しかし，ストレッチだけでは根本的な対策にはなっていないのです．

　上記に示したメカニズムをもとに，リハビリテーションではシナプス伝達の正常化を期待して，**自動介助運動や自動運動・抵抗運動を「ゆっくり」行ってください**．これらのプログラムを薬物治療と合わせて行うことで神経の回復が促進し，有痛性筋痙攣とは決別できます．実際のシナプス伝達は目にみえるものではありませんが，MSの生理学的なメカニズムをイメージしながら治療することが大切なのです．

極めに究める Point 2

有痛性痙攣への対応には，
「ストレッチ」＋「ゆっくりした自動介助運動・自動運動・抵抗運動」が効果アリ！

COLUMN 11
赤ちゃん，産んでもよいですか？

　30歳代前後の女性に多いMSのリハビリテーションを行ううえで，避けて通れない問題があります．それは，妊娠・出産です．女性のスタッフであれば，こんな質問されたことがありませんか？

　「赤ちゃんを産んでもよいですか？」
　答えは「YES！」です．

　リハ専門職としてどこまで踏み込んでよいのかわかりませんが，MSに罹患していても，妊娠や出産は可能です．母体への悪影響や流産などの増加もみられません．遺伝することもありません[4]．しかし，

　「妊娠や出産はMSに影響しますか？」
　残念ながら，これに対する答えもまた「YES！」なのです[4]．

　近年，妊娠することが免疫機能に影響し，MSの再発率が有意に低下することがわかってきました[5]．これはMS患者には朗報ですが，一方，出産後にMSの病態が不安定な場合は，再発率が高くなってしまうことも報告されているのです[5)6]．再発の理由は，妊娠期間中は再発予防薬（インターフェロンβ）を中止しなければいけないことが一因になっているようです．

　誤解してほしくないのですが，MS患者がすべて上記の結果になるということではありません．主治医や家族と十分な話し合いをしたうえで結論を出すことが重要です．私たちが相手の立場になって傾聴し，心に寄り添うことこそが大切なのだと思います．

COLUMN 12

患者との信頼関係の築き方

臨床実習中に，指導者からいわれた言葉があります．

「病院へ来たら，リハビリテーションの前に病棟回りをして，担当している患者1人ひとりに挨拶をしてくるように！」

いわれた時はその意味を理解できていなかったため，「初めに自己紹介をしたのになぜ毎朝？」と思っていました．しかし，命令通り「朝のおつとめ」を続けていたある日，患者から思わぬ一言がありました．

「毎朝来てくれてありがとう！ 1日の始まりに先生（臨床実習中の学生なのに）の顔をみると元気になります！」

学生時代は「患者に有効な治療を行い，結果を出す」ことこそが患者との「信頼関係」を築く唯一の方法だ，と信じていました．もちろん患者の目標を達成させることは大切ですが，患者にとってリハビリテーションスタッフとの時間はかけがえのないとても貴重な時間なのです．それ以来，毎朝とはいえませんが，時間があれば病室へ遊びにいくようにしています．特に，神経筋疾患を有する患者は不定愁訴が多いのが特徴です．

リハ専門職に限りませんが，日常業務はとても忙しく，通常の臨床業務・カルテの記載・各カンファレンス・実習生の指導・学会や研究の準備などなど，テキパキとこなしていかなくては仕事が終わりませんよね．そういう中で，患者が自身の身体症状を長々と話しはじめて，思わず「ちょっと待って！」と言いたくなる時もあるかもしれません．

でも，そういう時こそ大切なんです．患者は，あなたを選んで，あなたを信じて，あなたに打ち明けているのです．「自分を信頼すべき人に選んでくれたこと」に感謝してほしいのです．わずかでも不快な表情を出そうものなら，瞬時に見抜かれてしまいます．以心伝心ともいうように，ネガティブな感情というものは相手によく伝わるものなのです．リハビリテーションのテクニックを鍛えることも重要ですが，患者の心にできるだけ耳を傾けることも重要です．

そうして患者の気持ちが少しでも楽になれば，明日からのリハビリテーションも二人三脚で頑張れること間違いなしです．

極めに究めると、こんなことができる！

1. ウートフ徴候の可能性を考慮に入れ，易疲労性の患者にどれくらい負荷をかけたらよいのか判断できる
2. 患者に自分の動きを目で確認してもらいながら，実用的な歩行ができるよう指導できる
3. 下肢に体重を乗せられない患者には，ブリッジ運動をアレンジして指導できる
4. 自動介助運動や自動運動・抵抗運動をゆっくり行うよう指導することで，有痛性筋痙攣と決別することができる

● 文献

1）水野美邦編．神経内科ハンドブック　鑑別診断と治療．医学書院；2011．
2）眞野行生．筋萎縮性側索硬化症と多発性硬化症のリハビリテーション．リハビリテーション医学 1991；28．
3）一般社団法人　日本筋ジストロフィー協会（http://www.jmda.or.jp/）
4）日本神経学会監．多発性硬化症・視神経脊髄炎診療ガイドライン．医学書院；2017．
5）Birk K, Ford C, Smeltzer S, et al. The clinical course of multiple sclerosis during pregnancy and the puerperium. Arch Neurol 1990；4：738-42.
6）Vukusic S, Hutchinson M, Hours M, et al. Pregnancy In Multiple Sclerosis Group. Pregnancy and multi sclerosis（The PRIMS study）：clinical predictors of postpartum relapse. Brain 2004；127：1353-60.

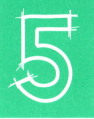

CHAPTER 5

末梢神経は再生する！筋力と装具で治療せよ

極める1　末梢神経の再生は「ワーラー変性」「ティネル徴候」「中枢神経と末梢神経の違い」で確認する！
極める2　遠心性収縮による筋力アップがADL向上への近道
極める3　下垂足には迷わず短下肢装具を検討せよ！
極める4　疼痛患者に情動面からアプローチする

極める1 ≫ 末梢神経の再生は「ワーラー変性」「ティネル徴候」「中枢神経と末梢神経の違い」で確認する！

　神経筋疾患といえば，脳や脊髄といった「中枢神経」に起因する神経難病をイメージすることが多いです．本書でも登場したパーキンソン病などはその代表格といえます．しかし，神経には「中枢神経」とは別に「末梢神経」という筋を直接動かす役割の神経もありますよね．この「末梢神経」の損傷もまたADLを大きく低下させるのです．本章では，「Seddon」や「Sunderland」[*1]に分類される「末梢神経損傷」に対するリハビリテーションを極めに・究めたいと思います．

[*1]「Seddon分類」は，Herbert Seddonにより提唱された神経外傷急性期の損傷程度を評価するための基本的な分類．「Sunderland分類」は，外傷周囲組織の損傷程度から神経損傷の程度を評価するための分類．

この末梢神経損傷のリハビリテーションを実施するためには，次の３つを覚えておかなくてはいけません．

> ❶ ワーラー変性
> ❷ ティネル徴候
> ❸ 中枢神経と末梢神経の違い

なお，中枢神経損傷では「痙性麻痺」をきたしやすいのに対し，末梢神経損傷では「弛緩性麻痺」をきたしやすく，その原因は「ワーラー変性」にあるのです（表1）[1]．たとえば，不適切なベッド上安静が長期間に及んだ場合は**腓骨神経麻痺による下垂足（drop foot）**を生じることがありますが，これも「ワーラー変性」のしわざなのです．

理論的な解説になりましたが，**末梢神経の再生（伸長）の仕組み**や**中枢神経と末梢神経の違い**を理解することは，神経筋疾患リハでは極めて重要なので覚えておきましょう．

表1　SeddonとSunderlandの神経損傷の分類［文献1）より］

Seddon分類	Sunderland分類	病態	ティネル徴候	回復様式	手術適応
一過性神経不働化（neurapraxia）	I度	伝達障害 軸索断裂（−）	−	2カ月以内に一気に改善	−
軸索断裂（axonotmesis）	II度	軸索断裂 シュワン管温存	＋	近位→遠位 1 mm/日神経過誤支配（−）	−
	III度	シュワン管断裂 神経周膜断裂（−）	＋〜−	1 mm/日（神経断端近接例） 神経過誤支配（＋）〜自然回復なし	＋〜−
神経断裂（neurotmesis）	IV度	神経周膜断裂 瘢痕による連続性（＋）	＋	自然回復なし	＋
	V度	神経上膜も断裂	＋	自然回復なし	＋

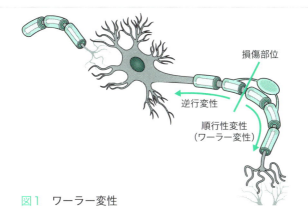

図1　ワーラー変性

❶ ワーラー変性（図1）

　神経が損傷を受けることにより，損傷部位よりも末梢で軸索や髄鞘が変性・消失する現象を示します（順行性変性）．結果的に，弛緩性麻痺による筋力低下や，筋萎縮が生じやすくなります．

❷ ティネル徴候（図2）

　神経の損傷部位を皮膚の上から軽く叩打すると，その神経の支配領域に向かって放散痛が出現する現象です．ティネル徴候はチクチクとした痛みをともなう不快な感覚であり，末梢神経の再生（伸長）を示す重要なサインです．神経が再生（伸長）するためには，神経周膜[*2]が損傷していないことが条件となります．簡単な図式に表すと，以下のようになります．

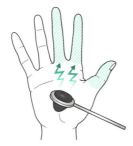

図2　ティネル徴候
手首（手関節）をたたくとしびれ，痛みが指先にひびく

[*2] 　神経周膜：複数の神経束を包む膜．たとえば軸索は，何本もの細い神経が神経内膜に包まれ束になり，神経周膜でひとまとめになっている．それらが集合し太くなり，神経外膜によってひとまとめになっている．

Seddon 分類「軸索断裂」
または Sunderland 分類「Ⅱ～Ⅲ」であること
＋
シュワン細胞の働き
⬇
神経の再生（伸長）

　このシュワン細胞が旅先案内人のようにレールを敷き，再生の足掛かりとなってくれるおかげで，軸索は安心して再生（伸長）できるのです．

❸ 中枢神経と末梢神経の違い（図 3）
　中枢神経と末梢神経の決定的な違いは**髄鞘**です．中枢神経の髄鞘は**オリゴデンドロサイト**で，末梢神経の髄鞘は**シュワン細胞**で構成されています．いずれも軸索を取り巻くことは同じですが，オリゴデンドロサイトは突起が軸索を包むのに対し，シュワン細胞はそれ自身が軸索を包みます．また，末梢神経系の髄鞘は基底膜で覆われていますが，中枢神経系の髄鞘にはそれがないのです．末梢神経が再生（伸長）するのは，このシュワン細胞がもつ特殊な構造によるものといえます．
　私が学生だった頃は，「中枢神経は再生しない」とされてきましたが，近年では再生メカニズムが徐々にわかってきています[2) 3)]（コラム 13）．患者の気持ちを思うと，1 日も早く神経（中枢・末梢）が再生できる技術が確立してほしいものですね．

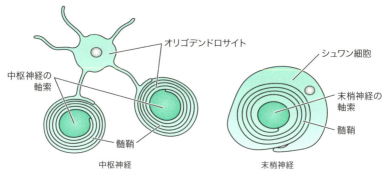

図3　中枢神経と末梢神経の違い

COLUMN 13

中枢神経の再生

ここまで,「従来『末梢神経は損傷しても再生できるが,中枢神経は再生できない!』とされてきましたが,近年では中枢神経における再生メカニズムがわかってきた」ということを述べました.実際のところはどうなのでしょうか…?

- 「中枢神経が再生できるのか?」について,答えは「YES」です
- 「末梢神経のような軸索の伸長は可能なのか?」についても,答えは「YES」です

ただし,「それらの再生や伸長は,決して十分なものではなく,まだまだ満足のいくものではない」のです.

「再生」と聞くと,iPS細胞の移植を連想されがちですが,「『再生医療』とは,人工的に培養した幹細胞や組織などを患者の体内に移植することや,内因性幹細胞を活性化させて自己再生能力を促進することで,失われた人体機能を回復させる医療」とされ[4],その再生対象には次の2つがあります.

① 神経細胞そのものの再生
② 軸索の再生

2018年に始まったパーキンソン病に対するiPS細胞の移植は,まさしく神経(細胞)の再生医療の最先端といえます.また,脳卒中に対する再生医療の分野では,北海道大学(宝金清博教授)と富山大学(黒田敏教授)による「自己骨髄間質細胞移植による脳梗塞に対する再生治療」が行われるなど,世の中はまさしく日進月歩の勢いで発展しています.

このような背景を考えると,リハビリテーションは「再生医療」とはいえないのではないか,と思われるかもしれません.しかし,リハビリテーションが神経の可塑的な変化を可能にすることは周知の事実であり,再生医療の一翼を担う治療になると考えています.

極める2 ≫ 遠心性収縮による筋力アップがADL向上への近道

　末梢神経障害ではしびれなどの「感覚障害」も厄介ですが，「筋力低下」はADLに直接影響するので真っ先に解決したい問題です．ただ，筋力といっても3種類の収縮様式（求心性収縮・遠心性収縮・等尺性収縮）によるものがありますよね．

　どの収縮様式も重要ですが，「遠心性収縮」は，テーブルにお茶を置く際の上腕二頭筋や，階段を下りる際の大腿四頭筋が行っている収縮様式であり，動作をスムースに行ううえで特に重要になります．この遠心性収縮では，筋には伸張されながらも強く繊細な力が求められ，大きな負担がかかります．

　このような遠心性収縮の機能を高めるためにはいくつかのポイントがあります．たとえば，**大腿四頭筋の遠心性収縮力**を強化する場合には，次のように段階を踏むとよいでしょう．

> ❶ 徒手抵抗トレーニング
> ❷ 段差昇降練習
> ❸ スクワット＆ランジ動作

❶ 徒手抵抗トレーニング
　「○○さんは膝を曲げてください！　私も○○さんの膝を曲げます．ただし，○○さんはゆっくり曲げてください．私は速く曲げようとします」．これであれば，徒手的に大腿四頭筋の「遠心性収縮力」を強化できます．しかも，われわれは遠心性収縮の状態（強さ・滑らかさ・痛みなどの不快感など）を知ることができるので安全にトレーニングができます．

❷ 段差昇降練習（図4）
　❶の方法で筋力が向上してきたら，次は「段差」や「階段」を使ってみましょう．たとえば，右の大腿四頭筋の「遠心性収縮力」は，左下肢を段差から下ろす時に

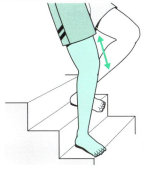

図4　階段の下り場面
右足（色）の大腿四頭筋が遠心性収縮している

必要です．とても強い負荷がかかるので，10 cm 程度の低い段差から始めましょう．また，平行棒や手すりに掴まれば，患者は転倒への不安なく遠心性収縮（ゆっくり膝を曲げる）に集中できます．

❸ スクワット&ランジ動作（図5）

　スクワットやランジ動作は，膝の角度や足幅によって負荷を調整できますが，どちらかというと負荷の強いトレーニングです．ポイントは，足底面をしっかり床に着けることです（スクワットでは左右，ランジ動作では踏み出した足）．膝の角度は30度程度から始め，各動作を5秒間保持します．10回の練習で効果が高まります．これらは安全にホームエクササイズが行えるので，退院時の指導にもってこいです．スクワットは角度によって，ランジ動作は足の幅によって，負荷量を調整できるので患者の筋力に合わせて無理をしない程度から行うのが自主練習を継続できるコツです．

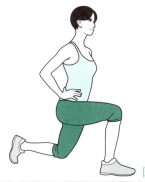

図5　ランジ動作

以上，大腿四頭筋の「遠心性収縮力」を例に解説しましたが，日常生活では単一の筋だけで動作が遂行できるはずもなく，多くの筋が協働することで成り立っています．階段昇降を例に挙げると，「大腿四頭筋」だけではなく，拮抗筋である「ハムストリングス」や股関節・足関節周囲筋も重要な役割をしているので，**「大腿四頭筋」を強化するだけで階段昇降が実用的になるわけではないこと**は，いうまでもありません．

極める3 ≫ 下垂足には迷わず短下肢装具を検討せよ！

　下肢に生じる末梢神経障害といえば，真っ先に「腓骨神経麻痺による**下垂足（drop foot）**」が思い浮かびます．下垂足とは，足関節の背屈ができず，足首からつま先までが垂れ下がる状態のことをいい，下垂足になると，歩行時に踵ではなく足指からの接地になってしまいます．このような歩行では，つまずきによる転倒のリスクが高まります．そのため，リハビリテーションでは背屈を促すような運動療法に加え，装具の適応も検討しましょう．

　極める1でも解説しましたが，**末梢神経の損傷では環境が整えば回復（再生）する**ので，「わざわざ高いお金を出してまで装具を着けたくない（着けさせたくない）！」と考えるかもしれません．しかし，**装具を着けることが神経の回復を早める（環境を整える）**としたら，どうでしょうか…？

　末梢神経障害に使用される装具の目的には，次のようなものがあります[4]．

> ❶ 外傷部位の保護と安静
> ❷ 良肢位の保持，変形・拘縮の予防
> ❸ 機能の代償と運動の介助
> ❹ 修復した神経の過伸展の防止　など

　装具が神経の回復を直接的に促せるかは不明ですが，装具を使用することで転倒などの心配のない，安全な環境を確保できれば，練習量を増やすことはもちろ

ん，屋外歩行や階段昇降能力など，患者にとって必要な練習が効率よく行えることになります．課題特異的な練習は，ニューロリハビリテーションの基本ですからね！

たとえば，近年，使用頻度が増えている短下肢装具に，「GAIT SOLUTION®」というものがあります．これは，片麻痺に限らず腓骨神経麻痺による下垂足にも有効です．この装具の適応には足部の明らかな変形や拘縮がないことや，立脚相の著しい膝折れや反張膝がないことなどの条件はありますが，使用することで次の効果が期待できます[5]．

> ❶ 踵接地時に底屈の動きを油圧により制動することで，体重移動がより滑らかになる
> ❷ 自然な歩容を得ると同時に，左右の対称性，バランスのよい歩容を実現でき，きれいに歩ける・疲れない・歩行速度アップ
> ❸ 遊脚相のつま先と床のクリアランスを確保

リハビリテーションでは，関節可動域運動（ROMエクササイズ）や筋力強化運動など徒手による運動療法が主となりますが，**装具などの補助的なツールも必要に応じて検討し，何よりも運動機能と動作能力の改善に最善を尽くすこと**も，神経筋疾患リハを極めに・究めるためには大切です．

極める 4 ≫ 疼痛患者に情動面からアプローチする

疼痛とは，文字通り「疼くような痛み」であり，ヒトにとって最も不快な感覚ではないでしょうか．誰だって，できれば経験したくないものです．原因にもよりますが，急性疼痛であれば予後は比較的よいです．ただ，長引いてしまって慢性痛になると，**線維筋痛症（fibromyalgia）**や**神経障害性疼痛（neuropathic pain）**を引き起こすことが知られています[6]．

近年では，疼痛をその様相から以下の3つに分類することが多いです[7]．

- 感覚的側面
- 情動的側面
- 身体イメージ的側面

ここでは，興味深い治療として近年有効性が示されている「情動面」からのアプローチについて述べます[7]．認知的（情動的）側面からのアプローチが可能であれば治療の幅が広がり，従来の薬物や物理療法に依存した治療から治療方針を大きくパラダイムシフトすることができるでしょう．

- 「認知療法・認知行動療法」とは，簡単にいうと，認知に働きかけて気持ちを楽にする精神療法（心理療法）の一種です
- 「認知」とは，ものの受け取り方や考え方という意味です

ストレスを感じると，私たちは悲観的になって，自らの心を問題解決できない状態に追い込んでしまいます．認知療法では，こうした考え方にもとづいてストレスにうまく対応できる心の状態を作っていきます[8]．

たとえば「坐骨神経痛」は，末梢神経損傷による疼痛として私たちリハ専門職にとっては馴染みの深い症状です．原因はさまざまですが，腰部脊柱管狭窄症のように「坐骨神経」が絞扼されると，神経根症状として疼痛だけでなくしびれや感覚障害・筋力低下などが生じます．リハビリテーションでは，ストレッチやマッサージ・筋力強化運動を中心に行い，コルセットなどの**体幹装具**や**低周波治療**（transcutaneous electrical nerve stimulation：TENS）などが併用され，これらの有効性に議論の余地はありません．

しかし，「痛み」によって精神的に追い詰められ，日常生活に支障をきたしている患者には，これらの従来のリハビリテーションのみでは限界があるのです．そのような時こそ，情動的なアプローチを検討するのがよいでしょう．いわゆる**認知運動療法**です．

長引く坐骨神経痛によって抑うつや不安などのストレス症状も出現している場

合，それらの苦痛にただひたすら耐えるのではなく，その「痛み」を客観的に分析し，「どんな時に」「どのように」「どの程度」痛むのかを「認知」させるのです．そうすることによって，疼痛の出現を予期できるだけでなく事前に対応できるようになります．

　たとえば，重い荷物をもち上げる時は，手だけでもち上げるのではなく，一度しゃがんでから足の力も使ってもち上げることで疼痛を回避したり軽減させることができます．このような体験によって，疼痛をコントロール（忘れる・意識しないで済む）できるのです．リハ専門職が疼痛に悩む患者にちょっとしたアドバイスをできることも大切です．

　なお，疼痛がよくならないからといって，すべてを情動のせいにして，「その痛みは精神（心理）的なものです．一度精神科に診てもらいましょう」という安易な助言は絶対に避けてくださいね．疼痛がさらに増悪しかねませんので！

> **極めに究める Point 1**
> - 「痛みがつらい」患者には通常のリハビリテーションのみでは効果に限界がある
> - 痛みの出現する条件や程度を把握し，意識的になってもらう「認知運動療法」でリハビリテーションの効果アップを狙う

COLUMN 14
その治療は何のため？

　皆さんは，患者の治療を行うにあたり，明確な目標を設定できていますか…？　寝返りや起き上がりといった基本動作能力に問題があるから練習を繰り返す，歩行時にふらつきがみられ転倒の危険があるから歩行練習を繰り返す…．本当にそれだけでよいのでしょうか…？

　神経筋疾患に限った話ではありませんが，急性期〜回復期〜維持期（慢性期）では病態の回復に差があるため，治療プログラムは当然異なります．しかし，最終的なもしくは各病期での目標は何なのかを明確にしていないと，自分が今行っている治療プログラムの意味を失う可能性があるのです．目標は各患者で異なります．

　リハ専門職は，患者の障害を捉える時に，国際障害分類（International Classification of Impairments, Disabilities and Handicaps：ICIDH）や国際生活機能分類（International Classification of Functioning, Disability and Health：ICF）を用います．どちらかというと，ICIDHは「できないこと」を明確にするのに対して，ICFでは「できること」を明確にするのが特徴です．特に，ICFには「環境因子」や「個人因子」といった患者の生活に深く関与する**項目**があります．この項目こそが，目の前にいる患者の目標設定には欠かせないのです．

　そうすると，「転倒しないように歩行できるようになる」という曖昧な目標ではなく，**「自宅から500m先にあるスーパーまでには緩い坂があるけど，なんとか15分くらいで行けるようになりましょう．荷物をもちながら杖を使うとバランスを崩した時に両手が使えなくなるから，買い物に行く時はリュックを背負いましょう．場合によっては押し車を使ってみましょう」**など，具体的でオーダーメイドな目標ができるのです．特に，神経筋疾患の症状は緩やかに進行することも多く，その場合は目標を見直すことが求められます．そのようなことをいつも意識しておくとよいでしょう．

極めに究めるとこんなことができる!

1. ワーラー変性・ティネル徴候など,末梢神経損傷のメカニズムを理解し,臨床につなげられる
2. 末梢神経損傷に対する治療法を理解し,患者のADL向上を図れる
3. 下垂足など,転倒のおそれのある下肢の末梢神経障害患者に,適切な下肢装具を導入できる
4. 感覚的・身体イメージ的側面だけでなく,情動的側面にも着目したアプローチができる

● 文献

1) 金谷文則. 総説:末梢神経損傷の治療. Jpn J Rehabil Med 2014;51:52-60.
2) Thuret S, Moon LD, Gage FH. Therapeutic interventions after spinal cord injury. Nat Rev Neurosci 2006;7:628-43.
3) 斉野織恵. ニューロリハビリテーションの展望. 再生医療とニューロリハビリテーション. 道免和久編. ニューロリハビリテーション. 医学書院. 2015.
4) 眞野行生. 末梢神経障害のリハビリテーション. リハビリテーション医学 1991;28:453-8.
5) パシフィックサプライ株式会社 (https://www.p-supply.co.jp)
6) Berker E, Dinçer N. Chronic pain and rehabilitation. Agri 2005;17:10-6.
7) 森岡 周. 臨床に役立つ実践セミナー1 リハビリテーションと神経心理学 疼痛の神経心理学─身体性と社会性の観点から. 神経心理学 2016;32:208-15.
8) 国立研究開発法人国立精神・神経医療研究センター (cbt.ncnp.go.jp/guidance/about)

CHAPTER 6 ギランバレー症候群の治療は深部腱反射のチェックで決まる

極める1　深部腱反射の出現を見逃すな！
極める2　ウォームアップ・クールダウンが神経回復への近道
極める3　呼吸障害を徒手的アプローチとシャボン玉で治療する
極める4　うつには有酸素運動と認知行動療法で対応する

極める1 » 深部腱反射の出現を見逃すな！

　本章では，まずはギランバレー症候群（Guillain-Barre syndrome：GBS）について解説します．GBSとは，次のような症状を呈する疾患です．

- 発症1～3週間ほど前に，上気道感染や下痢などの先行感染がみられる
- 発症後，下肢から上肢にかけての筋力低下や感覚障害が急激に進行する

　このGBSには，次の3種類のタイプがあります．

> ❶ 脱髄型
> ❷ 軸索型
> ❸ フィッシャー症候群

　どのタイプも1〜2週間で症状悪化のピークに達するのですが，多くは6カ月以内に回復するなど予後が良好であることも知られています[1)〜3)]．ただ，発症後急性期の筋はほぼ「弛緩状態」になるので，

深部腱反射が消失（もしくは減弱）することが多い

です．呼吸障害を呈する場合は人工呼吸による管理となり，寝たきり状態になるので，まさしくどん底まで落ちるような心境でしょう．回復のサインは，発症から1カ月程度で出現する深部腱反射になります．したがって，

深部腱反射の出現を見逃さない！

ことが，GBSのリハビリテーションを行ううえで極めに・究めるポイントなのです．

　そのために，リハビリテーションでは毎回，**打腱器**をポケットに忍ばせておきましょう．深部腱反射を通して神経学的所見を評価するためです．反射が出現しはじめたタイミングで，自動介助運動による筋力強化運動や起居動作練習などをスタートします．その際には，極める2 に示すように疲労に配慮しながらリハビリテーションを進める必要があります．

　GBSの場合は，大腿四頭筋や下腿三頭筋のような抗重力筋が特異的に弱化しています．筋力強化運動では，収縮強度だけでなく，どの収縮様式（求心性/遠心性/等尺性）で筋機能が低下しているのかをチェックし，「どの筋をどのように強化しなければいけないのか」を把握しましょう．

　ここは，焦らずに時間をたっぷりかけて行えば，ベッドからの起き上がり動作

も少しずつできるようになり，その後は車椅子に移乗できるなど離床は急速に進みます．逆に，このタイミングを見誤ると，「負のスパイラル」によってますます廃用症候群を助長することになります．ですから，いつもの臨床場面では

> 執拗と思われるくらいに
> 深部腱反射を評価する

ように心がけましょう（図1）．深部腱反射の詳細は8章を参照してください．

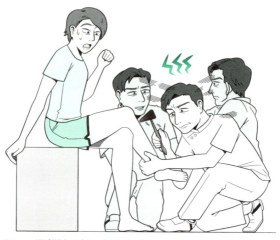

図1　深部腱反射は何度も評価！

極めに究める Point 1
- いつもポケットに打腱器を
- 打腱器使用時は筋の収縮を感じながら
- 深部腱反射の評価はしっかり時間をかけて
- 評価はしつこいくらいがちょうどいい

極める 2 》 ウォームアップ・クールダウンが神経回復への近道

　GBS の運動機能の予後は比較的良好であるために，リハビリテーションを行うことで早く ADL 能力を向上させることができます[4)5)]．したがって，積極的に負荷を与えて筋力や歩行能力の向上を図り，早期の社会復帰を目指したいところですが，**GBS へのリハビリテーションでは焦りは禁物**です．特に**疲労**に対する細心の注意が必要なのです．

　GBS におけるリハビリテーションは，運動機能だけでなく疲労にも有効ですが[6)]，GBS の病態の特性上，

運動の開始後しばらくは「神経」＋「筋」に過大な負担がかかりやすい[5)]

のです．筋力強化を目的としたリハビリテーションには，PNF，バランス練習，物理療法など特殊なテクニックがありますが[5)]，急性期を過ぎたからといって不用意に負荷量を上げることは避けましょう．

　ウォームアップとして，ストレッチなどを 5 分程度行った後で，抵抗運動を休憩をこまめに入れながら 20～30 分実施するのがよいでしょう[5)]（表1）．自主練習を勧める場合には，簡便に抵抗量を調整できるゴムバンドを使ったエクササイズはとてもよいです．ただし，リハビリテーション終了後は，クールダウンのストレッチを怠ってはいけません．

　GBS は比較的若い世代の患者が多いので，このような軽負荷な運動だと物足りないように感じるかもしれません．復職を目指す場合などは，より負荷の強い実用的な筋力強化や動作改善のためのプログラムが必要になりますが，リハ専門職は

表1 GBSに対する理学療法プログラムの1例

	ウォームアップ	ストレッチ		
		1〜4週	5〜8週	9〜12週
主な運動 (30分)	上肢の体操			
	ローイング	3セット	3セット	3セット
	プーリング	15回	15回	15回
	ショルダープレス	R	R	G
	下肢の体操			
	スクワット	3セット	3セット	3セット
	レッグカール	15回	15回	15回
	レッグエクステンション	R	G	G
	体幹の体操			
	フレクション	3セット	3セット	3セット
		15回	15回	15回
	エクステンション	R	G	G
クールダウン		ストレッチ&呼吸(5分)		

R：赤のセラバンド，G：緑のセラバンド，ローイング：上から下に引き下ろす動作，プーリング：前から後ろに引き寄せる動作，フレクション：屈曲（腹筋のトレーニング），エクステンション：伸展（背筋のトレーニング）

> 前のめりになりがちな患者に
> 適度なブレーキをかける

ことも必要なのです．神経筋疾患リハを極めに・究めるためには，患者教育も大切なプログラムの一環であることを覚えておきましょう．

極める3 » 呼吸障害を徒手的アプローチとシャボン玉で治療する

GBSの重症例では，呼吸障害への呼吸リハビリテーション，とりわけ**呼吸理学療法(respiratory physiotherapy)** が必要になります．**非侵襲的陽圧換気法(non-invasive positive pressure ventilation：NIPPV)** を中心とした人工呼吸器による医学的管理は，胸郭の柔軟性やコンプライアンスに有効で，ICUなど集中的な治療が可能な環境で行われます．設定条件やバイタルをモニ

ターで確認しながら，主治医や看護師と協働することが安全かつ質の高い呼吸理学療法を行うためには必要です．

具体的には，図2に示すような「徒手による圧迫介助」が有効です[7]．これによって送られた空気を最大限まで肺に溜められ，声門を開くと同時に胸部や腹部を圧迫することで呼気を強化することができるのです．

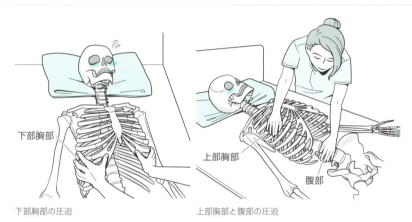

図2　徒手による圧迫介助
徒手による咳介助は，送気された空気を最大限まで肺に溜められ，声門を開くと同時に胸部や腹部を圧迫する（呼気の介助）

さらに，図3に示すような器具を用いると「呼吸筋のトレーニング」が簡便に行え，自主練習としても習慣化しやすくなります[7]．

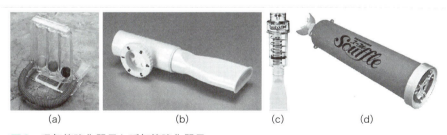

図3　吸気筋強化器具と呼気筋強化器具
(a) トリフローII（インターメドジャパン），(b) ピーフレックス（チェスト），(c) スレッショルドIMT（フィリップス・レスピロニクス），(d) スーフル（ポーラファルマ）

ただし，息苦しさや頭重感・めまいを自覚した時は練習が過剰になっている可能性があるので，重症度などにもよりますが，慣れるまでは

「1クール20〜30回を4〜5回/日」を目安に

行わせるとよいでしょう．そのようにすることで，人工呼吸器からの離脱を早めることもできます．

　最後に，上記のような器具がなくても呼吸筋を強化できる方法があります．それは，**シャボン玉**です（図4）．ゆっくりと膨らませて大きな玉を作ってもよいですし，早く膨らませて小さな玉をたくさん作ってもよいでしょう．どちらも**「呼気」を強化**することにつながります．晴れた日に屋外でシャボン玉を作って空へ飛ばすと気持ちも晴れるかもしれません．

　シャボン玉遊び（や器具を用いた自主練習）の後は「腹式呼吸」でクールダウンさせ，「吸気」を強化することもお忘れなく！

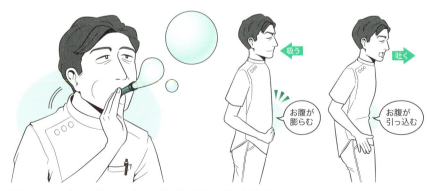

図4　シャボン玉遊びの後は，腹式呼吸で吸気を強化

極める4 》 うつには有酸素運動と認知行動療法で対応する

　GBSでは筋力低下や疲労はよく注目されるのですが，**うつ (depression)** に関しては個人的な問題として扱われやすい傾向があります．しかしじつは，GBSの諸症状が快方に向かっても，6カ月ほどはうつが残る場合も少なくないのです．

　GBSに有効な免疫グロブリン静注 (intravenous immunoglobulin：IVIG) 療法や血液浄化療法[8]による免疫機能の不全も，うつの一因になっている可能性は示唆されてはいるのですが，不明な点が多いのが現状です．

　そんな中，エアロバイクのような**有酸素運動 (aerobic exercise)** はうつの改善に有効といわれているエクササイズです[9]．持久力を向上させる目的として当たり前に行われている「自転車こぎ」は，精神症状の改善にも有効であったわけですね．

　ただ，「GBS特有のうつ」というものがあるわけではないので，通常の治療がもちろん第一選択となります．厚生労働省が推奨している「うつ病の認知療法・認知行動療法（患者さんのための資料）」はとても参考になります[10]．

　患者は，不安や怒り，失望などで前向きになれない時が必ずあります．焦らず1歩ずつ，段階的にリハビリテーションを行うことがポイントになります．

　達成感や楽しみを感じられる行動を増やし，社会復帰に前向きになった患者をそっと応援しましょう．そのためには，**リハ専門職自身が，普段から冷静であることと，柔軟な考えをもっていること**が大切なのかもしれませんね．

極めに究めるとこんなことができる！

1. GBS患者の廃用症候群を助長させないよう，深部腱反射の出現を間違いなくキャッチできる
2. リハビリテーションの進度をコントロールして，患者の疲労を最小限に抑えられる
3. 呼吸理学療法に「徒手による圧迫介助」「シャボン玉遊び」をプラスして，呼吸障害患者の呼吸筋を強化できる
4. 有酸素運動や認知行動療法で，うつ状態の患者を支援できる

● 文献

1) 医療情報科学研究所編．病気がみえる vol.7 脳・神経．1版．メディックメディア；2011．
2) 水野美邦編．神経内科ハンドブック　鑑別診断と治療．医学書院；2011．
3) Khan F, Ng L, Amatya B, et al. Multidisciplinary care for Guillain-Barré syndrome. Eur J Phys Rehabil Med 2011；47：607-12.
4) Orsini M, de Freitas MRG, Presto B, et al. Guideline for Neuromuscular Rehabilitation in Guillain-Barré Syndrome：What can we do? Guia de Reabilitação na Síndrome de Guillain-Barré：O que podemos fazer? Rev Neurocienc 2010；18：572-80.
5) Ko KJ, Ha GC, Kang SJ. Effects of daily living occupational therapy and resistance exercise on the activities of daily living and muscular fitness in Guillain-Barré syndrome：a case study. J Phys Ther Sci 2017；29：950-3.
6) Garssen MP, Bussmann JB, Schmitz PI, et al. Physical training and fatigue, fitness, and quality of life in Guillain-Barré syndrome and CIDP. Neurology 2004；63：2393-5.
7) 日本リハビリテーション医学会監．神経筋疾患・脊髄損傷の呼吸リハビリテーションガイドライン．金原出版；2014．
8) Merkies IS, Kieseier BC. Fatigue, pain, anxiety and depression in Guillain-Barré syndrome and chronic inflammatory demyelinating polyradiculoneuropathy. Eur Neurol 2016；75：199-206.
9) Garssen MP, Bussmann JB, Schmitz PI, et al. Physical training and fatigue, fitness, and quality of life in Guillain-Barre syndrome and CIDP. Neurology 2004；63：2393-5.

10) 厚生労働科学研究費補助金こころの健康科学研究事業．精神療法の実施方法と有効性に関する研究．うつ病の認知療法・認知行動療法：患者さんのための資料（www.mhlw.go.jp/bunya/shougaihoken/kokoro/dl/04.pdf）．

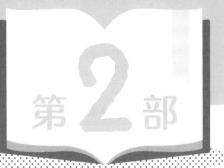

第2部

理論編

\Chapter 7/
神経系の機能解剖を臨床に活かせ

\Chapter 8/
神経筋疾患の治療は理学療法評価に左右される

\Chapter 9/
神経筋疾患治療のポイントは「原点に返る」こと

\Chapter 10/
ニューロサイエンスの旅

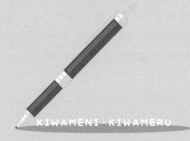

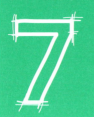

CHAPTER 7 神経系の機能解剖を臨床に活かせ

極める**1** 動作は「脳の領域」と「神経ネットワーク」につかさどられている

極める**2** 左右の大脳半球は互いにブレーキをかけ合っている

極める**3** 適切なリハビリテーションによって,麻痺した手足は再び動く

極める**4** 神経筋疾患では,難しいことほど単純に考えることも重要

極める1 ≫ 動作は「脳の領域」と「神経ネットワーク」につかさどられている

　約1,000億個の神経細胞から成り立っている私たちの「脳」は,どのようにして行動(行為)をつかさどっているのでしょうか…? これまで,脳の機能は「ブラックボックス=未知の世界」として扱われてきました.しかし,Broadman (1909年)による脳の機能局在(地図帳)や,Penfield (1947年)による「ホムンクルス」の発見[1]によって,**脳はブラックボックスではないこと**が明らかになりました.

具体的には,

- area 4 は運動野
- area 1〜3 は感覚野

といった具合に,脳には「52」までの番地が決められています.学生時代に覚えた記憶はあると思いますが,神経筋疾患リハを実施するうえで,最低限覚えてほしい脳機能局在を表1[2])に示しました.

表1 脳領域の機能と症状(簡易版)[文献2) より]

領 域	機 能	障 害
前頭葉		
・一次運動野 (BA 4)	・随意運動の実行(ホムンクルス)	・錐体路徴候 ・体部位に応じた随意運動障害 など
・運動前野 (BA 6)	・視覚や体性感覚情報を統合し随意運動の準備をする ・ミラーニューロン(動作の認識・模倣) (視覚誘導性連続運動,適応学習)	・新規の学習が進まない ・相手の意図が理解できない など
・補足運動野 (BA 6)	・記憶に基づいた運動を学習する ・両手動作の運動制御 (記憶誘導性連続運動,順序学習)	・学習が定着(強化)しない ・動作手順がわからない ・自発性の欠如 など
・前頭前野(連合野) (BA 8, 9, 10, 11, 12, 46, 47 など)	・判断,思考,計画,創造,注意など(人間らしさ,心の理論,高次の精神機能)	・意欲の低下,注意障害,易怒性 ・人格崩壊,遂行機能障害 ・社会的行動障害 など
・Broca野 (BA 44, 45)	・発語(言葉の出力)	・運動性失語(Broca失語) ・非流暢性,換語困難 ・復唱困難 など
頭頂葉		
・体性感覚野 (BA 3, 1, 2)	・身体各部から集約される体性感覚情報(局在)を,随意運動の微調整に役立てる	・体部位に応じた感覚障害(ホムンクルス)など
・上頭頂小葉(頭頂連合野) (BA 5, 7)	・すべての感覚症状を認識・統合し,前頭連合野へ情報を送る ・背側視覚路(where)の経路の一部をなし,見えている物体を空間の中で捉える	・(左)半側空間無視 ・見えている物体の状態(動きなど)が理解できない など
・下頭頂小葉 〔角回(BA 39)〕 〔縁上回(BA 40)〕	・頭頂連合野の機能を一部担い,視覚や聴覚情報を統合し,意味を理解する	・(左)半側空間無視 ・Gerstmann症候群(角回:BA39)(失書,失算,左右失認,手指失認) ・観念運動失行,伝導失語(縁上回:BA40)など
側頭葉		
・聴覚野 (BA 41, 42)	・聞こえる情報を「音」として認識する	・聾,Anton症候群 など

・ウェルニッケ野（BA 22）	・「音」を言語など意味のあるものとして理解する	・ウェルニッケ失語（感覚性失語） ・流暢性 ・ジャルゴン失語　　など
・側頭連合野（BA 37）	・腹側視覚路（what）の経路の一部をなし，見えている物体が何かを識別する	・Meyer's loopの障害による対側の同名性上四分盲 ・失認　　など
後頭葉		
・視覚野（BA 17/18/19）	・見えている物体の特徴（形，色，状態など）を捉え，腹側視覚路（what）と背側視覚路（where）へ情報を送る	・同名性半盲 ・Anton症候群　　など
脳幹・小脳・間脳		
中脳	・動眼神経核（III），滑車神経核（IV）を有し，おもに眼球運動を調整する ・黒質，大脳脚，赤核，網様体など多くの神経核で構成され，意識，姿勢，運動（随意・不随意）などに関与する	・Weber症候群（大脳脚の障害で，同側の動眼神経麻痺 ＋ 対側の片麻痺） ・Benedikt症候群（中脳被蓋の障害で，同側の動眼神経麻痺 ＋ 対側の運動失調や不随意運動） ・パーキンソン病（黒質の障害で，振戦・固縮無動・姿勢反射障害など）
橋	・三叉神経核（V），外転神経核（VI），顔面神経核（VII），聴神経核（VIII）を有し，各神経核としての機能を担う	・MLF症候群（内側縦束症候群）（側方注視時に障害側眼球の内転障害を認め，外転時に対側眼球に眼振を認める）
延髄	・舌咽神経核（IX），迷走（X），副神経核（XI），舌下神経核（XII）を有し，主に構音・嚥下・咀嚼機能を担う	・Wallenberg症候群（延髄外側症候群）（同側の小脳失調・Horner症候群・構音障害・嚥下障害・対側の温痛覚障害，まれに，めまいを生ずる）
小脳	・半球（新小脳），虫部（旧小脳），片葉小節葉（原小脳）で構成され，入力された情報は随意運動を修飾し，動作を滑らかに行う（協調性），また，手続き記憶をもとにした運動学習にも関与する	・運動性失調（四肢，体幹） ・協調運動障害（測定障害，運動の分解）→ 鼻指鼻試験は陽性 ・酩酊様歩行 → タンデム歩行困難　　など
間脳	・視床，視床上部（松果体），視床下部（下垂体）で構成され，あらゆる感覚情報を大脳皮質へ中継する ・運動制御（随意/不随意運動）の調節 ・自律神経系や内分泌系の中枢（体温調節，睡眠，性行動，ホルモン調整など）	・感覚障害（嗅覚以外） ・視床痛 ・体調不良（自律神経障害/ホルモンバランス障害）　　など
大脳辺縁系		
・辺縁葉（帯状回，梁下野，海馬傍回） ・脳弓 ・乳頭体 ・扁桃体 ・海馬	・外界からの情報に対する情動反応（快・不快，怒り，喜び，自律神経系反応など） ・記憶の形成（Papezの回路：海馬-脳弓-乳頭体-視床前核-帯状回-海馬傍回-海馬）	・情動（恐怖，怒り，喜びなど）の低下 ・記憶機能（短期/長期）の低下 ・学習障害　　など
大脳基底核（広義）		
・線条体（尾状核，被殻） ・レンズ核（被殻，淡蒼球） ・視床下核 ・黒質	・錐体外路（不随意運動）系として，錐体路（随意運動）系を調節する（直接路/関節路） ・運動学習や動機づけにも関与する	・パーキンソン病（振戦・固縮・無動・勢反射障害など） ・ハンチントン舞踏病 ・意欲の低下 ・学習障害　　など

臨床で，次のような質問を受けたことはありませんか…？

「脳には地図帳があるのだから，『言葉がしゃべれない』ということは言語野が障害されているはずですよね．でも，言語野はダメージを受けていないのに，なぜ言葉がしゃべれないのでしょうか？」

あなたならどう答えますか…？　私なら，このように答えるでしょう．

> **動作や行為は，多くの領域間での神経ネットワークによって行われているので，ある領域が損傷した場合，その領域の機能不全とは別に，その領域と接続されている領域の機能不全が起こることがあります**

つまり，**ディアスキシス（diaschisis）**です．

ディアスキシスとは，脳損傷部位とは隣接していないが神経線維により連結されている遠隔領域において，一時的に代謝や生理機能不全を起こすことです[3)4)]．

たとえば，演劇は1人では行えませんよね．52人の役者がいれば，「このシーンの主役は○○さん」「脇役は○○さん」という風に，多くの役者が共演することによって，魅力的な劇ができあがるのです．大脳基底核や辺縁系は「大道具さん」として舞台裏で懸命に働いてくれています．脳をシステムとして考えれば当たり前のことなのですが，脳の機能もチームワークで成り立っているんです（図1）．

ですから，「画像上は言語野がダメージを受けていないのに，言葉がしゃべれない」ということは当然ありうることなのです．

逆にいうと，

> **ある脳領域が損傷しても，その領域の機能だけが障害されるとは限らない**

ので，短絡的な解釈は禁物です．患者をみる際には，あらゆる可能性を予測して，症状を捉えることがリハ専門職には求められるのです．

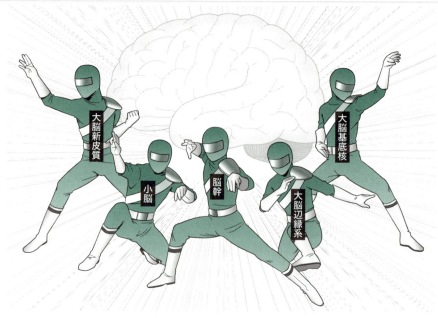

図1　脳は「チームワーク」でできている！
脳の機能（部位）はこのほかにもたくさんある．これらの機能すべてがうまく働き合って，脳を正常に動かしている

極めに究める
Point 1

- 脳は52に及ぶ領域に分かれ，それらが神経ネットワークでつながっている
- これらの領域と神経ネットワークが適切に動いて初めて，ヒトは適切な身体機能を得られる

極める2 ≫ 左右の大脳半球は互いにブレーキをかけ合っている

　脳卒中リハを理論的に考えるためには，**半球間抑制**に基づいた治療戦略を理解するのがよいでしょう．もしかしたら，「半球間抑制」なんて言葉を初めて聞いた方がいるかもしれません．

左右の大脳半球は脳梁を介して「抑制性」につながっています

　わかりやすくいうと，半球同士は互いにブレーキをかけあって，一方が暴走するのをコントロールしているのです．脳梗塞などの脳卒中になると，非損傷側からの抑制作用にブレーキをかけられなくなる（またはブレーキが弱くなる）ので，損傷側への抑制作用がそれまで以上に強くなってしまいます．結果的に，損傷側の脳半球の機能はさらに低下するという構図です（図2）[5)6)]．

　この「半球間抑制」の考えをもとに，脳卒中リハのストラテジーがここ数年で大きく変わってきています．**CI療法（constraint-induced movement therapy）** は，その最たるものです．CI療法とは，非麻痺側の上肢を三角巾などで固定し，非損傷側の脳半球の活動を抑制させるものであり，この方法で麻痺側上肢を積極的に使用すると，障害側の脳半球の興奮性を高めることができるのです．

　CI療法は，理論的には十分理にかなっていますが，臨床の場ではそんなに簡単にはいきません．これが臨床の「難しさ」であるとともに臨床の「面白さ」といえるでしょう．たしかに，理論的には麻痺側の上肢を使用する頻度が増えれば脳の可塑性は高まりますが，ただ練習量を増やせばよいというものでもありません．練習の内容もダメージを受けた脳の可塑的な変化にはとても重要なのです（task-specific）[7)]．練習内容を考える際には患者の将来像（目標）を見据えて課題を検討することが大切になるでしょう（10章）．

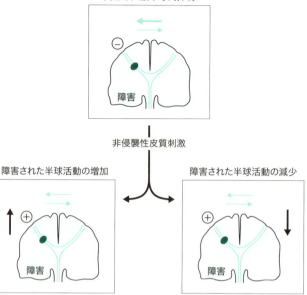

図2　大脳半球間でのインバランス［文献5）より］
脳卒中の病態では，障害された側の脳半球は興奮性が低下しているので，健側への抑制作用をできず，逆に健側からの強い抑制を受けている．したがって，麻痺した手足はさらに動かしにくい状態にある．したがって，① 障害側の脳半球の興奮性を上げる，② 健側の興奮性を下げることによって左右脳半球間での抑制バランスを正常に戻す，の2点が重要なストラテジーとなる

極める3 » 適切なリハビリテーションによって，麻痺した手足は再び動く

「time is brain（時は金なり）」という言葉がありますが，近年では脳卒中になってから治療が開始されるまでの時間が大幅に短縮しています．そのおかげもあって，以前と比べると重度の麻痺を呈する患者も減ってきています．しかし，**麻痺**は重症度にかかわらず残りやすく，日常生活に支障をきたしているのも事実です．

　私は，そのような「『脳卒中による後遺症』はリハビリテーションでよくな

る！」と考えています．「麻痺の改善」とは，ズバリ

可塑的な変化（neural plasticity）を促して，失われた機能を取り戻す

ことに他なりません．10章でも触れていますが，脳血管の破綻によって脳がダメージを受けても，リハビリテーションによる適切な治療を行うことで新しいニューラルネットワークが形成され，手足は再び動くようになるのです[8]．

近年では，脳卒中が起きた直後から，脳内では細胞レベルで以下のように回復が進むことがわかってきました[9]．

> ❶ 発症から1週間程度は，「神経栄養因子」がダメージを受けた細胞や周囲の細胞（ペナンブラ）の修復に努めてくれる
> ❷ 発症から2〜3週間までは，樹状突起が伸び，それ以降はシナプスを形成しはじめる（図3）[9]

発症直後からの急性期リハビリテーションを担当している方であれば経験していると思いますが，発症後1〜3週間という急性期に劇的な回復を遂げる患者は少ないです．その背景には，このような回復機序があったのです．では，急性期

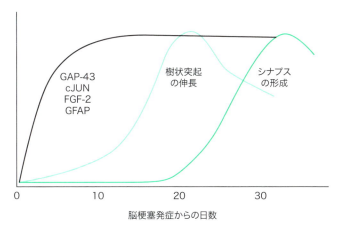

図3　脳卒中後の神経回復過程［文献9）より］

ではリハビリテーションを積極的に行う必要はないのでしょうか…？　いえいえ,

> **急性期だからこそリスク管理を十分に行いながら
> 積極的に早期離床を進めることが重要**

なのです.

　「質」「量」両面において行き届いたリハビリテーションを実施することで,廃用症候群(disuse syndrome)によるADLの低下を食い止められるだけでなく,回復期以降の麻痺の改善を促進できるのです.その際には,より実用的なADL能力の獲得に向けて,歩行練習や家事動作の獲得など自宅復帰に必要な目標を設定すると,より具体的なプログラムが立てられます.ただし,この時期の病態はまだ不安定なことが多いので,オーバーワークによる麻痺の悪化などを決して起こさないように注意しましょう[10].

極めに究める Point 2
- 脳の地図帳と神経ネットワーク,大脳半球の正確な知識に基づいた適切なリハビリテーションで,麻痺した手足は動くようになる
- 質・量の両面において配慮の行き届いた適切なリハビリテーションを急性期から行う

COLUMN 15

叱られるうちが花！

少々愚痴っぽく，口うるさい上司のようですが，経験の浅い臨床家をみていて憂いを感じる時があります．それは，

ただ漫然と運動療法を行っている

ということです．関節可動域運動（ROMエクササイズ）や筋力強化運動，ADL練習に歩行練習…，これらの時間を増やすことで，練習の量は確実に増えます．練習量を増やすことは，可塑的な変化を促すのにとても重要です．ただし，練習量を増やせば，その分疲労もしますよね．したがって，リスク管理として休息を十分に取り入れる．これもとても大切なことです．しかし，このようなリハビリテーションの内容の中に，単なる不必要な時間の引き延ばしになっている場面に出くわすことがあるのです．

私が理学療法士になったころは，全スタッフの前で実際の担当患者に対する治療デモンストレーションがありました．しかも，そのダメ出しが半端じゃないんです！　もちろん，翌日からその患者との信頼関係はほぼゼロです．私は新人のうちに，期せずしてスパルタ教育を受けることになったのです．そのころは「俺が麻痺を治してやる！」と鼻息を荒くしていましたが，そんなやる気をいとも簡単にポキッと折ってくる先輩に悔しい思いをしたものです．でも，今となっては，懐かしさと同時に感謝の気持ちもあるんです．先輩方は，「自己満足ではいけない．患者のことをもっと真剣に，もっと深く考えろ！」といいたかったのではないか，と思えるのです．年を経るごとに，叱ってくれる人がいなくなってしまいます．「鉄は熱いうちに打て」のごとく，叱ってもらえることに感謝が必要な時もあるのでしょう．

神経筋疾患リハを行うにあたり，極めに・究めたホンモノの臨床家は，最高のパフォーマンスを獲得させるだけではありません．患者のことを本気で想い，一緒に悩み，苦しみ，喜べる人のことをいうのでしょう．読者のみなさんにも今一度考えてほしいテーマです．

極める4 ≫ 神経筋疾患リハでは，難しいことほど単純に考えることも重要

　臨床家になって20年近くたった今でも，「神経筋疾患は把握しづらく難しい！」と感じています．他分野の疾患が難しくないということではありません．しかし，「神経筋疾患＝神経難病」という構図ができあがっており，「理解できるはずがないもの」として扱われているように思います．確かに，下記のように難しいんです．

> - 血管や神経の病気は肉眼ではわからない
> - 症状が多彩（運動障害・感覚障害・高次脳機能障害・精神機能障害・認知機能障害など，挙げればキリがない）
> - 症状が不安定なケースがある

　ですから，「昨日とは違う！」「自分が行った評価は間違っていたのか？」と自信を失いそうになる時もあるでしょう．それでなくとも，患者は高血圧や糖尿病など多くの併存症をもっているので，病態を理解するにはかなり多くの情報を整理しなくてはいけません．臨床実習指導をしていると，学生の前では冷静に対応していますが，内心では「うまく説明できていないなぁ～」と思う時が多々あります．

　しかし，どんなに難しく捉えにくい症例であっても，基本に立ち返り，病態を分解・整理してみると，「あっ，そうだったのか！」と理解できる瞬間がくるものです．そんな風に理解できるようになると，難しいと思っていた神経筋疾患リハが面白くなり，「もっと理解したい」「こんなリハビリテーションを行ったら，もっとよくなるのではないか」と新しいアイデアも生まれるでしょう．

　経験の浅い方が苦手意識を捨てて取り組むことや，奇想天外なアイデアを思いつくことがあってもよいと私は思います．考え悩むことに多くの時間をかけ，遠回りが必要な時だってあるでしょう．きっと，**「難しいから面白い！」**といえるようになります．

COLUMN 16

「わからない」を楽しむ

　学生時代の数学では，数字を方程式に当てはめればすぐに答えがみつかりました．楽しかったし，楽だった．つまりは，「0か1か」だったのです．

　しかし，医学の世界はどうでしょう…？「わからないことを方程式に当てはめればすべてがわかる！」なんてことはありえません．そんなものがあれば，治せない病気はないし，克服できない障害はないのです．患者から病気の説明や，有効なリハビリテーションのアドバイスを求められ，患者に合わせた具体的な運動を指導するのではなく，一般的でハズレのない運動（腰痛体操や脳卒中体操など）を指導するなど，「安易な逃げ」に走った経験をした方はいるでしょう（私にはあります）．もちろん，そんな逃げは決してよいこととはいえません．でもその反省も含めて，今一度考えてほしいのです．世の中には「0でも1でもない」ものが存在するということを…．

　そのためには，教科書の既成概念にとらわれてはいけません．空想は大切な時間です．あーだこーだと，変なことを考えてみたってよいのです．その変な空想が，じつはとても面白い内容で大発見につながるかもしれませんよ．

極めに究める Point 3

- 難しい症例も，基本に立ち返ることでハッとする瞬間がくる
- 悩んでも遠回りしても，「難しいからこそ面白い」と，前向きに患者や障害と向き合うことが，神経筋疾患リハを極めに・究めるためのスタート地点

COLUMN 17
信頼関係は患者と築くだけではいけません

「信頼関係」というと,「リハ専門職と患者との関係」に限った話と思われそうですが,実際はそれだけではありません.「患者にかかわるすべてのメディカルスタッフ間の信頼関係」もとても大切です.

最近では,リハビリテーションは専用の部屋で行うという概念はなくなり,リハ専門職はどんどん病棟や地域など外部とのかかわりをもつようになってきています.

このような環境のなかで,自分1人で何ができるでしょうか.学生時代には,薬理学や各種検査データ(生化学・画像など)の理解,介護技術や救急対応など,関連職種の領域も多少は学んだかもしれませんが,総合的にはまだまだ不足していることは否定できません.

ですから,**1人で何とかしようと思うことほど危険なことはない**のです.時には「わからない！　教えて下さい！」といえる勇気と,関連職種との「信頼関係」がとても大切なのです.たまには,「飲みにケーション」で語り合うことや,一緒に運動して汗を流すようなことがあってもよいと思います.

極めに究めると,こんなことができる!

1. 脳の働きや解剖を理解して,症状を捉えることができる
2. 「半球抑制」を理解し,患者の治療目標に合わせたリハビリテーションプログラムを立てることができる
3. リハビリテーションの量だけでなく質も考慮した患者指導ができる
4. 難解な神経筋疾患リハに対する苦手意識を捨てて取り組める

● 文献

1) Penfield W. Some observations on the cerebral cortex of man. Proc R Soc Lond B Biol Sci 1947；134：329-47.
2) 美﨑定也，柴田雅祥編．PT 評価ポケット手帳．ヒューマン・プレス；2018.
3) 森岡　周．理論と理学療法．脳の可塑性と運動療法．原　寛実，吉尾雅春編．脳卒中理学療法の理論と技術．改訂 2 版．メジカルビュー社；2017.
4) 森岡　周．リハビリテーションのための脳・神経科学入門．協同書出版社；2007.
5) Hummel FC, Cohen LG. Non-invasive brain stimulation：a new strategy to improve neurorehabilitation after stroke？ Lancet Neurol 2006；5：708-12.
6) Ward NS, Cohen LG. Mechanisms underlying recovery of motor function after stroke. Arch Neurol 2004；61：1844-8.
7) 道免和久編．ニューロリハビリテーション．1 版．医学書院；2015.
8) 久保田競，宮井一郎編著．脳から見たリハビリ治療　脳卒中の麻痺を治す新しいリハビリの考え方．講談社；2008.
9) Nudo RJ. Plasticity. NeuroRx 2006；3：420-7.
10) Humm JL, Kozlowski DA, James DC, et al. Use-dependent exacerbation of brain damage occurs during an early post-lesion vulnerable period. Brain Res 1998；783：286-92.

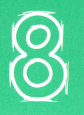

CHAPTER 8 神経筋疾患の治療は理学療法評価に左右される

極める1 　神経筋疾患の評価は，まず「深部腱反射」から！
極める2 　麻痺筋にMMTを行っても痙縮が強くなることはない
極める3 　感覚検査の信頼性は患者の主観に左右される
極める4 　「点数」の裏にある「現象」を評価する

極める1 ≫ 神経筋疾患の評価は，まず「深部腱反射」から！

　深部腱反射（deep tendon reflex），しっかり評価できていますか？ 「患者の神経学的所見をみるうえで，「深部腱反射」を正確にできない臨床家は失格！」と，ある教授がいっていたのを思い出します．

　深部腱反射を評価することで何がわかるのでしょう．深部腱反射の評価では，「伸張反射」の程度をみるわけですが，そのことによって

> 脊髄前角細胞の状態（興奮性）を
> 「質」と「量」の両面から知ることができる

のです[1].

- 中枢神経系に異常があると「亢進」
- 末梢神経系に異常があると「低下もしくは減弱」

します．そんなことは，本書を手にする皆さんはよく知っていますよね．しかし，その判定は意外と曖昧になっていませんか…？ あらためて判定基準を以下に示します．

> **深部腱反射の判定基準**
> - 消失（－）：反応なし
> - 減弱（±）：筋の収縮あり
> - 正常（＋）：筋の収縮にともない関節運動がみられる
> - 亢進（2＋）：正常よりも大きな関節運動がみられる
> - 中等度亢進（3＋）：筋腱移行部を叩いても関節運動がみられる
> - 高度亢進（4＋）：筋腹を叩いても関節運動がみられる

簡単そうに思えて，意外と難しいのが「深部腱反射」なのです．正しく評価するためには，打腱器の使い方にポイントがあり，**手首や肩の力を抜くことが大切です**（図1）！ 患者だけでなく，検査者もリラックスできて初めて，打腱器の重さで「腱」を叩く（伸張させる）ことができ，結果の再現性を高められます．

特に難しいのは，「減弱」の判定です．自身の指を「腱」に正確に置き，その指を叩くようにしましょう．それでも判定がつきにくい場合は，**ジェンドラシック（Jendrassik）法**（図2）を試します．

また，「深部腱反射」には個人差が大きいため，亢進（2＋）だと思っていたら，じつは正常（＋）だった，なんてこともありうるのです．したがって，必ず「左右」での比較をしてほしいのです．自信をもって判定できたら，カッコいいですよね！ 何といっても，**神経筋疾患の評価の第1歩は「深部腱反射」**なのですから！

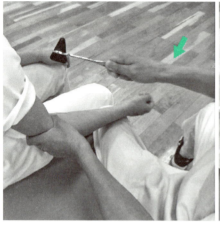 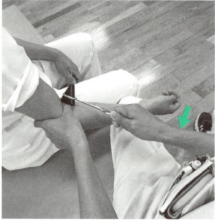

間違った方法：手首に力が入りすぎているため，打腱器の重さで振り下ろすことができず，叩く強さが一定しない

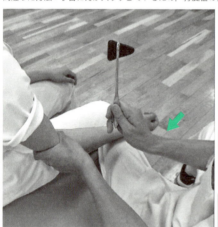 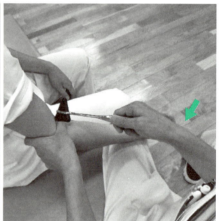

正しい方法：手首がほどよくリラックスできているため，打腱器の重さで振り下ろすことができ，叩く強さが一定する

図1　深部腱反射

極めに究める Point 1

深部腱反射の判定では，手首や肩をやわらかくして打腱器を保持し，打腱器の重さを利用して叩くべし！

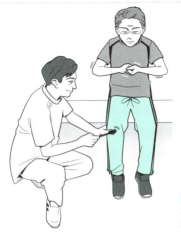

図2　ジェンドラシック法
左右の手を組んでギュッと引っ張ることで，深部腱反射が誘発しやすくなる方法

> **極める2** 》》 麻痺筋に MMT を行っても痙縮が強くなることはない

　中枢神経系の障害によって生じた筋緊張の異常，とりわけ痙縮筋に対する**徒手筋力検査（manual muscle test：MMT）**については，「痙縮を悪化させるので行ってはいけない」ということがまことしやかにいわれた時代があり，私もいわれるままに受け入れていました．しかし，神経筋疾患リハを理解できるようになった今，**神経や筋が障害されているからこそ，評価は詳細に行われるべきであって，「筋力」や「痙縮」の評価についても例外ではない**と考えています．

　実際に，痙縮筋に対する有酸素運動（ステッピング・自転車訓練）や筋力強化運動は筋緊張を増悪させない[2)~4)]どころか，物理療法も併用しながら積極的にアプローチすることは痙縮を有意に改善できることが明らかになっているのです[5)]．

　したがって，痙縮筋へのMMTは行っても大丈夫なのです．いや，むしろしなくてはいけないのです！　ただし，modified Ashworth scale（MAS）などを用いた筋緊張の程度を備考欄に明記しておきましょう．

MMT では

- 筋の収縮はあるのか
- 関節を動かせるのか
- 重力に抗せるか
- 抵抗に抗せるか

などを評価していくわけで，そのこと自体が痙縮筋への運動療法になっている場合があります．ですから，**評価は何度も行うべきではなく，2〜3回で勝負を決めましょう．**

ここで，MMT についての大切な余談を1つ…．リハ専門職以外の医療従事者が MMT を用いて「麻痺の程度」を評価している場面がありますが，じつはこれ，間違いなんです．私が学生時代に習った MMT は，求心性収縮の程度で筋力を評価するものでした（コラム18）．つまり，随意的な「動き」もみていたことになります．

したがって，被検筋の評価で代償運動がみられた場合，単なる「代償運動」なのか，それとも「麻痺」の影響もあるのかを見極めることが大切なのです．筋力の評価をしているつもりでも，麻痺の状態もみていることになっている可能性はあります．しかし，**「麻痺の評価」と「筋力の評価」は別物です．**

MMT はあくまでも「筋力の評価」であって，「麻痺の評価」ではない

のです．

「麻痺の評価」には，専用の評価尺度を用い，両者の評価をしっかりと分けて考えるべきなのです．この点は，意外と医学教育のなかでも曖昧にされているかもしれないので，リハ専門職は，プロとして MMT の正しい使い方を関連職種の方々に指導することも大切だと思います．

COLUMN 18
「MMT 5」は正常ではない!?

　私たちが理学療法評価として行っているMMTでは，筋力の強さを0〜5までの6段階（0はzero，5はnormal）で評価していますよね．しかし，臨床上「MMT 5」と評価されても

- 歩行のバランスが悪い！
- 転倒してしまった！

など，理解に苦しむ場合が時々あります．「神経筋疾患患者では，目的の運動をするのに必要な筋すべてが『MMT 5』ではないかもしれない！」なんて，意地悪なことをいうつもりはありませんが，それは筋力以外に問題がある可能性を十分に示唆できるわけで，さらに別の理学療法評価を行わなくてはいけないのでしょう．

　私が学生のころのMMTといえば，被検筋を「求心性収縮」させることで筋力を評価していたのですが，現在のMMTの評価方法は，「ブレイクテスト」で検査しています（図3）．つまり，われわれの与える抵抗に対して等尺性に保持することができるか否かを確認しているのです．

　リハ専門職であれば，もうおわかりですよね．これまでのMMTでは「求心性収縮」や「等尺性収縮」による筋力評価はできても，「遠心性収縮」による筋力を評価できていないのです．遠心性収縮とは，筋の付着部（起始と停止部）が離れていくにもかかわらず力が発揮され，動きがうまくコントロールされている状態を示します．「水の入ったコップをテーブルに戻す際の上腕二頭筋」や「階段を下りる際の大腿四頭筋」（5章の極める2）の活動がわかりやすい例です．

　このような動作は日常生活ではとても多いのに，現実には「求心性」や「等尺性」でしか筋力の評価ができていないので，「MMT 5！」と判定されても安心しないで，症状や動作分析を細かくすることが求められるのでしょう．将来は，「筋の収縮様式によって筋力を検査する」時代がくるとよいですね．誰か発明してくれないかな…．

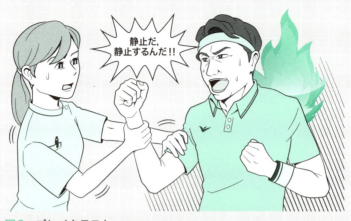

図3 ブレイクテスト
徒手筋力検査で行う「ブレイクテスト」は，リハ専門職が与える抵抗（邪魔）に対して，対象者がどの程度静止（保持）できるかが評価ポイントになる．評価段階は6段階（0〜5）で筋力を評価する．たとえば，0（筋の収縮がない）〜5（強い抵抗に対しても保持できる）といった評価法になる

極める3 ≫ 感覚検査の信頼性は患者の主観に左右される

　感覚が障害されていると，それだけで正常な動きが行いづらくなります．たとえば，足指の深部感覚が鈍麻していると，足底面が床に着いている感覚（「冷たい」「硬い」など）が鈍いため，歩行は不安定なものになります．ですから，感覚の評価は神経筋疾患リハを実施するうえでとても重要なのです．しかし同時に，神経筋疾患における感覚の評価は最も難しいのです．それは，あくまでも患者の「主観」に頼らなくてはいけないからです．ですから，患者に疲労や認知機能低下がみられたり，非協力的だと，信頼性は極めて乏しくなります[6]．

　なので，検査方法を十分に理解できるまで説明し，できればリラックスできる環境（個室）で検査するのが理想です．認知症や疲労がある場合は，よほど注意をしなくてはいけません．検査するたびに感じ方が異なるかもしれないので，

「これは怪しいな！」と思ったら，あえて間違った訊き方をすることで信頼性があるか（親指を触っているのに，「これは小指ですか？」など），場合によっては日を改めて行うなどの工夫が必要です．

また，気づかないうちに，「暗示」や「誘導」を与えている場合があります．たとえば，

患者：「今，触られているところは左よりも鈍いです」
専門職：「そうですよね．麻痺していますもんね．それはどの程度でしょうか？　半分くらいですかね？」
患者：「そうですね～．確かに先生のいうように半分くらいに感じます」

このように「暗示」や「誘導」を気づかないうちにしている場合があるので，気をつけましょう．

最後に，感覚検査を極めに・究めるためのポイントがもう1つあります．それは，患者の発言内容の細かな**記録（記載）**です．たとえば，「腕が痛い」と漠然と記録するのではなく，「肘から下が絞られているような痛み」というように発言をそのまま具体的に記載することが大切です．「感覚」とは，あくまでも「感じ方（主観）」なのです！

極めに究める　Point 2
- 感覚検査では，患者への質問に一工夫を！
- 検査結果の記録は，「具体的」が理想的

極める4 ≫ 「点数」の裏にある「現象」を評価する

　臨床場面では，患者の障害像を理学療法評価の結果にもとづいて，国際生活機能分類（International Classification of Functioning, Disability and Health：ICF）や国際障害分類（International Classification of Impairments, Disabilities and Handicaps：ICIDH）によって捉えようとします．次からは，私が実際に行っている神経筋疾患に対する評価手順を具体的に示します．

- **医学および社会的情報の評価**：現病歴や既往歴などをカルテ（画像含む）で大まかに把握してから，生活環境や介護保険などの有無を患者（またはキーパーソン）から直接聞く
- **疾患別評価**：各疾患に対する個別の評価ツールを用いて，障害の重症度を評価する．代表的な評価スケールは以下の通り
  - 脳卒中：Brunnstrom recovery stage（BRS）テストやstroke impairment assessment set（SIAS）
  - パーキンソン病：パーキンソン病統一スケール（unified Parkinson's disease rating scale：UPDRS）
  - 多発性硬化症：総合障害度評価尺度（expanded disability status scale：EDSS）
- **理学療法評価**

　いよいよ本題の評価項目に入ってきました．私は表1[7)]に示す共通評価項目を用いて，患者の身体所見とADL評価を行います．ADL評価を検査するためには，Barthel index（BI）や機能的自立度評価（FIM）が一般的で，これらはすでに多くの方が経験していると思いますので割愛しますが，とかく障害が残りやすい神経筋疾患の患者では，**退院後の生活**を見据えた「生活環境」も合わせて評価することがとても大切です．

表1　理学療法評価における「共通評価項目」と「生活環境評価」[文献7)より]

共通評価項目	生活環境評価項目
● 意識障害 ● 形態測定 ● ROM検査 ● 徒手筋力検査 ● 感覚検査 ● 反射検査 ● 姿勢反射検査 ● 筋緊張検査 ● 協調機能検査 ● 認知症（機能）検査 ● 疼痛の評価 ● 歩行観察 ● 10 m歩行テスト ● 片脚立位 ● functional reachテスト ● time up and goテスト ● Barthel index ● FIM ● リハビリテーション栄養	● 身体機能の残存能力と生活環境整備 ● 移動に必要なスペース ● 移動のための福祉用具 ● 手すりの選択 ● 段差解消 ● 建具の種類と動作の特徴 ● トイレの環境整備 ● 浴室で使用する福祉用具と使用目的 ● 浴槽周囲における動作別の手すり選択の基準 ● 転倒予防のための住まいの確認 ● 介護保険制度における福祉用具貸与・購入の種目 ● 介護保険制度における住宅改修補助

　そして，最後に神経筋疾患における機能障害の評価を極めに・究めるためには，以下の評価を行っています．
● modified Rankin scale (mRS)
● Fugl-Meyer assessment (FMA)
● modified Ashworth scale (MAS)
● Berg balance scale (BBS, 表2)

　これら以外にも多くの評価スケールはありますが，このような専門性の高い検査を「プラスα」として行うことで，患者の身体機能をより詳細に把握でき，周囲からの信頼を高めることができるでしょう！
　近年では高度な医療測定機器を使用して評価する機会も増えてきました．なかでも，重心動揺計を用いたバランス検査や誘発筋電図などを用いた神経生理学的検査など，より突っ込んだ病態の把握が必要になる時もあります．

　これまで述べてきた評価尺度は点数化（数値化）され，カットオフ値も設定さ

表2　Berg Balance Scale (BBS)

1　立ち上がり（椅子座位からの立ち上がり）
◇指示：「手をつかわずに立ってください」
4：手をつかわずに立ち上がり可能、安定
3：手を使って1人で立ち上がり可能
2：数回の試行後、手を使って立ち上がり可能
1：立ち上がるため、または安定のために最小限の介助が必要
0：立ち上がるために中等度ないし高度な介助が必要

2　立位保持
◇指示：「つかまらずに2分間立っていてください」
4：安全に2分間立位保持可能
3：監視下で2分間立位保持可能
2：30秒間立位保持可能
1：数回の試行にて30秒間立位保持可能
0：介助なしには30秒間立位保持不能

※2分間安全に立位保持できれば、座位保持の項目は満点とし、4　座り（立位から座位）の項目にすすむ

3　座位保持（両足を床につけ、もたれずに座る）
◇指示：「腕を組んで2分間座ってください」
4：安全確実に2分間座位可能
3：監視下で2分間座位可能
2：30秒間座位可能
1：10秒間座位可能
0：介助なしには10秒間座ることが不可能

4　座り（立位から座位へ）
◇指示：「どうぞお座りください」
4：ほとんど介助を使用せずに安全に座ることが可能
3：手で下降動作を制御
2：両下腿後面を椅子に押しつけてしゃがみ動作を制御
1：座れるがしゃがみ動作の制御ができない
0：座るために介助が必要

5　トランスファー
◇指示：「車椅子からベッドへ、また車椅子へ戻ってください」
4：手を少し使用して安全にトランスファー可能
3：まず肘掛けを使用して安全にトランスファー可能
2：言葉による誘導もしくは監視があればトランスファー可能
1：トランスファーに1名の介助が必要
0：安全のために2名の介助者もしくは監視が必要

6　立位保持（閉眼での立位保持）
◇指示：「目を閉じて10秒間立っていてください」
4：閉眼のもとで10秒間閉眼立位可能
3：監視下で10秒間閉眼立位可能
2：閉眼にて3秒間立位保持可能、くらつかない
1：閉眼していられない、開眼しており3秒間立位保持可能
0：転倒しないようにうけ介助が必要

7　立位保持（両足を揃えた立位保持）
◇指示：「足を揃えて、何もつかまらずに立っていてください」
4：1人で足を揃えることができ、1分間安全に1分間閉脚立位可能
3：1人で足を揃えることができ、1分間監視下にて閉脚立位可能
2：1人で足を揃えた一方向への振り可能、30秒間立位は不可能
1：足を揃えるために介助が必要だが、足を揃えて15秒間立位可能
0：閉脚立位をとるために介助が必要で、15秒保持不可

※以下の項目は、立位保持にて実施する

8　両手前方（上肢を前方へ伸ばす範囲）
◇指示：「両手を90°上げて、指を伸ばしてできるだけ前方に手を伸ばしてください」
→測定者は指先の先端が90°にまで上げられたとき、定規を当てる。最も前方で指先が定規に触れないように、前方へのリーチ中、定規と指先が届いた距離を記録する
4：確実に25cm以上前方へリーチ可能
3：12.5cm以上安全に前方へリーチ可能
2：5cm以上安全に前方へリーチ可能
1：リーチはあるが監視が必要
0：転倒しないようにうけ介助が必要、または不可能

9　拾い上げ（床から物を拾う）
◇指示：「足の前方にある靴（あるいはスリッパ）を拾い上げてください」
4：安全かつ簡単に靴（あるいはスリッパ）を拾い上げ可能
3：監視があれば靴（あるいはスリッパ）を拾い上げ可能
2：拾えないが、2.5〜5cmのところで足とバランスを保ち、独力で平衡を保つ
1：拾い上げることができず、検者の監視が必要
0：試みることもできないか、転倒しないようにうけ介助が必要

10　振り返り（左右の肩越しに後ろを振り向く）
◇指示：「左肩越しに後ろを振り向いてください、それから右の肩越しに後ろを振り向いてください」
4：両方向から振り向くことが可能で、体重移動もよい
3：片方だけよく振り向くことが可能、もう一方向では体重移動が少ない
2：横を向くだけは可能だがバランスは保つ
1：振り向く動作に監視が必要
0：転倒しないようにうけ介助が必要

11　360°方向転換（1回転）
◇指示：「円周上を完全に1回回ってください。いったん止まって、その後反対方向に1回回ることができる」
4：4秒以内に両方向安全に1周回ることが可能
3：4秒以内に一方向のみ安全に1周回ることが可能
2：ゆっくりならば安全に1周回ることが可能
1：回転中の監視か言葉での誘導が必要
0：1周するために介助が必要

12　踏み台昇降
◇指示：「足の上に交互に足をのせてください。各足を4回のせるまで続けてください」
4：支持なしで安全に20秒以内に8回足のせ可能
3：支持なしで20秒以上要するが、8回足のせ可能
2：監視下であるが、介助なしで、完全に4回足のせ可能
1：最小限の介助で、2回以上の足のせが可能
0：転倒しないようにうけ介助が必要、または試行不可能

13　タンデム立位（片足を前に出した立位保持）
◇指示：「（課題を実地に説明）片方の足をもう一方の足の真っ直ぐ前に置いてください。30秒保持可能」
4：独力で足を別の足の前に置くことができ、30秒保持可能
3：独力で足を前に踏み出すことができ、15秒保持可能
2：独力で小さく足を出すことができ、30秒もしくは保持可能
1：足を出すために介助を要するが、15秒保持可能
0：足を出したり立っているときにバランスを崩してしまう

14　片足立位
◇指示：「どこにもつかまらず、できるだけ長く片足で立っていてください」
4：独力で片足を上げ、10秒以上保持可能
3：独力で片足を上げ、5〜10秒保持可能
2：独力で片足を上げ、3秒もしくはそれ以上保持可能
1：片足を上げることができるが、片足立ちを3秒保持できない
0：試行不可能、もしくは転倒予防のために介助が必要

れていることが多く,「点数（数値）」ですべてがわかるかのように思われがちです．しかし，それは間違いです！　最も大切なのは，

「点数（数値）」の裏に隠れている「現象」を捉えること

なのです．たとえば，BBS を用いてバランス能力を評価した結果 48 点だったとします．これは，カットオフ値である 46 点以上なので「病棟内 ADL は自立可能」と判断されることがあります（文献によって多少の差がありますので参考程度にしてください）．しかし，内容を詳細に検討した結果，「10. 振り返り」と「11. 360°方向転換」の点数が低かったとしましょう．これではトイレ動作などで転倒のリスクは高くなってしまい，決して「病棟内 ADL は自立可能」とはいえないのです．なので，それらの動作がどのように行われているのかを詳しく分析しなくてはいけないのです．

　近年では多職種連携の重要性が年々いわれるようになっています．上記に示し

COLUMN 19
画像から病態を読み解く

　誰にでもバイブルとして使っている「教科書」はあると思いますが，私のバイブルを 1 冊紹介します．『コツさえわかればあなたにも読める「リハに役立つ脳画像」』[8]です．

　私たちは理学療法の評価や運動療法を専門としていますが，「画像」から病態を読み解くことは案外と苦手にしているはずです．この問題を解決するために多くの書籍が出版されていますが，難しく書いてあってイマイチよくわからない，ということがよくあります．症例のことだから主治医に聞けばよいのですが，忙しくてつかまらない．そんな時に，この本に出会いました．

　「攻めのリハビリテーション」や「戦うリハビリテーション」といったこれまでになかったストラテジーに挑戦し，「perfusion MRI」の開発と脳梗塞超急性期の血流を世界で初めて成功するという実績に裏打ちされた解説は，とてもシンプルな言葉で表現されています．たとえば，脳梗塞の見え方は CT と MRI とでは当然異なりますが，それも急性期から慢性期に継続的にどのような見え方の変化をしていくのかなど，具体的に解説しています．

　脳内で起きている病態の時間的変化を理解することは簡単ではありませんが，CT や MRI の読み方を丁寧に解説しています．いまや私にとってバイブルになっています．

た評価は関節可動域（ROM）検査や徒手筋力検査（MMT）と同様に，じつは医師や看護師などと情報共有しやすいものばかりです．患者への有効なリハビリテーションを行うためには，各メディカルスタッフが患者情報を共有し，それぞれが目標に向かって何ができるのかをしっかり検討することが必要ですね！

　また，BRSでは「運動麻痺」の程度はわかっても，「感覚麻痺」の程度はわかりませんよね．だから，感覚検査を追加して実施するのです．さらに，「上肢はBRS Ⅴなのに下肢はBRS Ⅲ，なぜこの差が生じるのだろう？」と首を傾げることがあります．だからこそCTやMRIで病変部位を確認したり，主治医から情報を収集したりするのです．**すべての評価は意味があってつながっているのです．**

　つまり，

「この評価尺度を使えばすべてがわかる！」ということはない

のです．だから，最終的に出てきた結果をシンプルに整理し，現象を読み解く必要があるのです．これが行えて初めて，患者の障害を把握することができるようになります．覚えておきましょう．

極めに究めると，こんなことができる！

1. 「打腱器」「ジェンドラシック法」を適切に用いて，深部腱反射を評価できる
2. 徒手筋力検査（MMT）を使って「痙縮」を詳細に評価できる
3. 「感覚」の評価の難しさを心得て，治療につながるような評価報告ができる
4. 万能な検査や評価尺度はない！　結果の数値だけに惑わされずに，目の前の症状や現象を中心とした評価ができる

● 文献

1) 水野美邦編. 神経内科ハンドブック 鑑別診断と治療. 医学書院；2011.
2) 日本脳卒中学会脳卒中ガイドライン委員会編. 脳卒中治療ガイドライン 2015. 協和企画；2015.
3) Teixeira-Salmela LF, Olney SJ, Nadeau S, et al. Muscle strengthening and physical conditioning to reduce impairment and disability in chronic stroke survivors. Arch Phys Med Rehabil 1999；80：1211-8.
4) Sharp SA, Brouwer BJ. Isokinetic strength training of the hemiparetic knee：effects on function and spasticity. Arch Phys Med Rehabil 1997；78：1231-6.
5) Sabut SK, Sikdar C, Kumar R, et al. Functional electrical stimulation of dorsiflexor muscle：effects on dorsiflexorstrength, plantarflexor spasticity, and motor recovery in stroke patients. NeuroRehabilitation 2011；29：393-400.
6) 全国 PT・OT 学校養成施設連絡協議会. 理学療法部会九州ブロック会編. 吉元洋一, 森重康彦, 千住秀明編集代表. 理学療法学テキスト 理学療法評価法. 神陵文庫；1996.
7) 美﨑定也, 柴田雅祥編. PT 評価ポケット手帳. ヒューマン・プレス；2018.
8) 酒向正春監. 大村優慈. コツさえわかればあなたにも読める「リハに役立つ脳画像. メジカルビュー社；2016.

CHAPTER 9 神経筋疾患治療のポイントは「原点に返る」こと

> 極める1 ファシリテーションテクニックはゴッドハンドになれるか？
> 極める2 伸張刺激と抵抗運動はニューロンの反応をよくする
> 極める3 装具は困った時の心強い助っ人
> 極める4 「少量頻回の原則」で効率よくリハビリテーションを進める

極める1 » ファシリテーションテクニックはゴッドハンドになれるか？

「運動機能を回復させるための効果的な運動療法」，それはリハビリテーションに携わる者なら誰でも大きな関心を寄せるテーマでしょう．PNFやボバースなどのファシリテーションテクニックの是非については，日本では今日でも議論の的になっています[1)〜4)]．これらの治療法は，1950年代前後に神経生理学的根拠を背景とした「麻痺を治す」という壮大な挑戦から始まりました．1980年代までは「ファシリテーションテクニックこそが，麻痺を治す唯一の手法」ともてはやされ，日本や欧米で盛んに使われたのです．その効果はSTEP会議[*1]で定期的に検証されました．近年では，それらのテクニックは行ってもよいが，関節可動域運動（ROMエクササイズ）や筋力強化運動，バランス練習などの伝統的な

リハビリテーションより有効であるという科学的な根拠はない（グレードC1），とされるに至っています[5]．

いわゆる「ファシリテーションテクニック」は，それに習熟することで「ゴッドハンド」を手に入れたリハ専門職が行えば効果があるかもしれません（図1）．しかし，そこにエビデンスを求めてはいけないし，まして「○○法を使えば，あの症状もこの症状もすべてよくなる！」なんてことは絶対にありません．ただし，現代私たちが行っているリハビリテーションがそれらの技術を布石としてきたことも，ファシリテーションがリハビリテーション医療の発展に貢献したことも間違いない事実ですので，神経筋疾患リハを行ううえで知っておきたい歴史です．

それでは，「神経筋疾患への秘技」なるものがあるとしたら，どのようなことをすればよいのでしょうか？　そしてどのような考えが必要なのでしょうか…？本章で具体的に解説します．

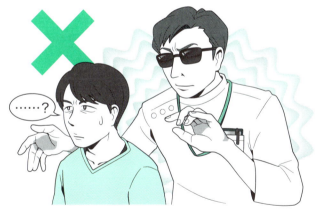

図1　ハ●ドパワーもすべての症状を治療できない

*[1] STEP会議：Northwestern University Special Therapeutic Exercise Project conferenceの略．1966年に米国シカゴで第1回目の学術検討会議（NUSTEP）が行われた．会議では神経生理学・運動発達・運動学習・運動制御をテーマに，PNF・ボバース・Rood・ブルンストローム・Temple Fay・Winthrop Phelps法についての科学的検証（実技も含む）がなされた[6]．1990年の第2回会議（Ⅱ STEP）では「階層反射モデル」から「システムモデル」へのパラダイムシフトが提唱され，2005年の第3回会議（Ⅲ STEP）になると障害の捉え方が「ICIDH」から「ICF」へと変わり，脳の可塑性（環境への適応）についての議論がなされることになり，いわゆるファシリテーションテクニックの議論はされなくなった．

極める 2 ≫ 伸張刺激と抵抗運動はニューロンの反応をよくする

　神経筋疾患への運動療法では，病気でダメージを受けてしまった「神経」と「筋」の機能回復を図ることで，ADLを改善することが主たる目的だと思っています．となれば，シンプルで効果的な運動療法のキーワードは，ズバリ

「伸張」と「抵抗」

です．

　「やっぱり，ファシリテーションか！」と批判されそうですが，筋をストレッチすることは，「筋紡錘」という筋の深部にある小さな感覚受容器に伸張刺激を与え，運動機能を高めることができます[7]．また，抵抗運動では障害の程度に合わせて，しっかりと負荷を与えることが必要です．たとえば，1 kgの重りをもつより2 kgの重りをもつ方が発揮する力は強いですよね！　もちろん，弛緩している筋への抵抗は意味がないのですが．結局は，**感覚を入力すること**が極めに・究めるテクニックとなるのです．

　8章でも述べたように，痙縮筋に十分な抵抗を加えたとしても痙縮自体は悪化しません．したがって，四肢の随意性を向上させたいのなら，共同運動であろうと連合反応であろうと，まずは麻痺した四肢の動きを出すことが重要です．あとは目的に応じた正確性のある動きに軌道修正をすれば済むことなのです．

　自分の目の前にいる患者の障害がなかなかよくならない時，「これをやれば，絶対によくなる！」みたいなキャッチフレーズに引き付けられる気持ちはわからないでもありません．しかし，そういう時こそ

> 症状をしっかりとみつめ，一辺倒で決まりきった
> プログラムを実施するのではなく，
> オーダーメイドな医療を提供できることがプロには必要

です．誰だって，初めからうまくできる人はいないのです．

極めに究める Point 1
- 「これさえやればすべてが解決する」手技や方法は，存在しない！
- 「1人の患者のためのハビリテーション」を考え抜くことで，「一辺倒なリハビリテーション」を打破せよ！

極める3 ≫ 装具は困った時の心強い助っ人

　残念ながら，現代の医学をもってしても，病態の理解や治療法が確立されていない神経筋疾患は多いです．リハビリテーションを行っても一時的な改善効果しかなく，「病室に戻った時にはリハビリテーション前の状態に戻っていた！」なんてことも頻繁にあります．これでは，いくら自主練習をするように促しても，そう簡単に続けられるものではありません．そういう時こそ頼りになるのが，**装具**なのです．

　装具は，骨格筋系を四肢・体幹の外部から支え，機能障害を軽減・予防することを目的として古くからさまざまな疾患に用いられてきました[8]．たとえば，下肢全体が低緊張の患者を歩行練習させる場合は，「短下肢装具」ではなく「長下肢装具」が第一選択になりますよね．なぜなら，「短下肢装具」では股関節の支持や制御が行いにくく，転倒の危険もあるからです．逆に，足関節の随意性が低く，

内反尖足や下垂足の患者にわざわざ「長下肢装具」を適用することもありませんよね．障害の内容によっては，通常とは異なる目的で使用することはあるかもしれませんが，できれば身に着ける「余計なもの」は減らしたいと思うのが普通です．

近年における装具には，プラスチック製や金属支柱付きのタイプ・免荷可能なタイプやメッシュタイプなど，その種類と進化には目覚ましいものがあります．なかでも，GAIT SOLUTION®は，随意性の低い足関節の底屈制動をアシストしてくれるので，「蹴り出し」が行いやすくなり，自然な歩行に近づけてくれます[9]．また，上肢に対してはHANDS療法[10]があります．これは，手関節の固定装具に**随意運動介助型電気刺激装置 (integrated volitional control electric stimulation：IVES)** による電気刺激を加えることによって麻痺の改善も効果的に図ろうとするもので，随意性だけでなく筋緊張の改善にも有効であることがわかっています[11]．

このように，困った時は「装具」の適応がないか検討してみるとよいでしょう．心強い助っ人になってくれるかもしれません (5章の極める3)．

極める4 》「少量頻回の原則」で効率よくリハビリテーションを進める

神経筋疾患では脳卒中のように急性発症する疾患やパーキンソン病など徐々に症状が表れてくる変性疾患など疾患特性というものがあります．ただし，神経筋疾患リハが必要になる時にはベッド上安静が必要になっていることもあり，廃用症候群をきたしている場合も少なくありません．「廃用症候群をきたしている筋だけど，この程度なら大丈夫だろう」と思って与えた負荷量でも，「その負荷がじつは過負荷になっていて，過用症候群になっていた！」なんて笑えないこともあります．

神経筋疾患リハでは，負荷量が軽すぎると強化できないし，重すぎると過用症候群になりやすいです．そんなジレンマを解決できる方法があるのです．それこそ，

少量頻回の原則

です[12) 13)]．その名の通り，一度に多くの練習をするのではなく，頻回な休憩を取り入れながらも，目標とした練習量を実施するのです．たとえば，「**大腿四頭筋の筋力強化運動を20回行うよう計画したが，患者は易疲労性があったので，『少量頻回の原則』を用い，10回×2セット（もしくは5回×4セット）で実施しよう**」となるのです．

「少量頻回の原則」を実践する前には，患者の能力（体力）を正確に評価した方がよいです．歩行ができる患者であれば「6分間歩行」などの「持久性」を評価します．歩行以外の運動でも，血圧や脈拍（数・強弱）を把握しておけば，運動負荷を与えた時の変化を知ることができ，適切な休息を入れることが可能になります．8章でも述べていますが，

患者の頑張りにブレーキをかけることもリハ専門職の重要な役割

なのです．

この「少量頻回の原則」，じつはリハビリテーションの創成期からずっと受け継がれてきた伝統です．古いことはよくないと思われがちな時代ですが，昔から変わらない不変の原理原則というものだってあります．まさしく「温故知新」，古きをたずねて新しきを知る！　新しい真実をみつけるにはとても大切なことです．

COLUMN 20
統計解析で思うこと

近年，日本の理学療法士の研究の質はとても高くなり，国際雑誌への投稿も目立つようになってきました．これは，世界から30〜40年も遅れているといわれていた日本のリハビリテーション医学が世界と肩を並べるようになった証拠だと思います．

私見ですが，「研究の真髄とは現象の中に法則性をみつける」ことだと思っています．自分の立てた仮説を実験結果を通して，有意な変化だったか否かを明らかにすることはとても重要であり，そのために統計学的手法で法則性をみつけようとします．

また，実験計画（プロトコル）を作り，実際にデータをとり，その実験結果が予想通りであった時は，スカッとします．反対に，予想に反する結果になった時は「なぜだろう？」と実験を再検証するきっかけになったり，次の実験の参考になったりもします．もしかすると，その再検証がきっかけで新たな真実を発見できるかもしれないのです．いずれにしても，最終的には統計学的手法で法則性をみつけなければいけないのです．

統計ソフトは非常に多く，「どれを用いればよいのですか…？」と聞かれることがあります．また，検証したい検定も「t検定」のような簡単なものから「等分散検定」「分散分析・多重比較」「相関分析」「多変量解析」など難しいものまで種類が多く，さらには「パラメトリックなのか，ノンパラメトリックなのか」など，頭の中が「？？？」でいっぱいの方も多いはず….

統計ソフトには「SPSS」「JMP」「Excel統計」「EZR」など，高価なものから無料のものまで幅広くありますが，統計ソフトによって有意な差が出やすい，などということはありません．また，高価なソフトを購入できないからといって研究を諦める必要もありません．私が初めて購入した統計ソフトは「すぐできる！ リハビリテーション統計—データのみかたから検定・多変量解析まで」[4]でした．これを用いて多くのデータを処理した記憶があります．

ただし，「得られたデータをどの検定で検証するのか？」ということになると話は別で，この場合は研究計画を立てる段階である程度明確に決まっていなくてはいけません．実験が終わって初めて「さぁ，どの検定をしようかな…？」ということでは，仮説も何もあったものではなく，「出たとこ勝負」では社会に貢献できる研究などできるはずがありません．

もし，「今後研究をしてみたい！」と思っているのなら，初めは職場の先輩が行っている研究に参加させてもらうのがよいです．研究デザインの検討からデータの測定・解析そして論文作成まで，一連の流れを先輩の背中を通してみることでしょうね．**「楽しい」と「楽」は違う**ということを目の当たりにし，本物を知ることができるはずです．

極めに究めると こんなことができる！

1. 「ファシリテーションテクニックには『万能』も『絶対』もない」ことを理解して患者に適用できる
2. ファシリテーションテクニックでは，「しっかりと負荷をかける」ことができる
3. リハビリテーション効果の高い装具を選んで適用できる
4. 「少量頻回」の原則にのっとって，効率のよいリハビリテーション指導ができる

● 文献

1) 斉藤　宏．脳血管障害 True or False　ファシリテーションテクニックは有効か？　総合リハビリテーション　2000；28：595-7.
2) 吉尾雅春．特集　脳卒中の理学療法を再考する．脳卒中に対する理学療法歴史的の変遷．理学療法ジャーナル　2005；39：669-73.
3) 富田　浩．特集　神経生理学的アプローチの転換　PNF の変遷と今後．理学療法ジャーナル　2011；45：561-6.
4) Kollen BJ, Lennon S, Lyons B, et al. The effectiveness of the Bobath concept in stroke rehabilitation：what is the evidence? Stroke 2009；40：e89-97.
5) 日本脳卒中学会．脳卒中治療ガイドライン 2009 (http://www.jsts.gr.jp/jss08.html)
6) Northwestern University special Therapeutic Exercise Project（NUSTEP）. Exploratory and analytical survey of therapeutic exercise. Seventh question and discussion period. Am J Phys Med 1967；46：962-72.
7) Scholz JP, Campbell SK. Muscle spindles and the regulation of movement. Phys Ther 1980；60：1416-24.
8) 加倉井周一編．日本義肢装具学会監．装具学．2 版．医歯薬出版；1995.
9) 大畑光司．特集　脳卒中片麻痺の装具と運動療法．Gait Solution 付短下肢装具による脳卒中片麻痺の運動療法とその効果．理学療法ジャーナル　2011；45：217-24.
10) 慶應義塾大学医学部リハビリテーション医学教室 (https://keio-rehab.jp/)
11) Fujiwara T, Kasashima Y, Honaga K, et al. Motor improvement and corticospinal modulation induced by hybrid assistive neuromusculardynamic stimulation (HANDS) therapy in patients with chronic stroke. Neurorehabil Neural Repair 2009；23：125-32.
12) 上田　敏，大川弥生．神経筋疾患〔実践講座　リハビリテーション処方実例集 (6)〕．総合リハビリテーション　1991；19：1185-9.

13) 上田　敏．内科診療の進歩　神経疾患のリハビリテーション（第86回日本内科学会講演会　教育講演）．日本内科学会誌　1989；78：1714-20．
14) 下井俊典，勝平純司ほか．山本澄子，谷　浩明監．すぐできる！　リハビリテーション統計—データのみかたから検定・多変量解析まで．南江堂；2012．
15) 渡辺欣忍．あなたのプレゼン　誰も聞いていませんよ！　シンプルに伝える魔法のテクニック．南江堂；2014．

COLUMN 21
発表スライドのみせ方[15]

　私の若いころと違って，今の若いリハ専門職の皆さんはPCを使い慣れていて，凝ったスライドも簡単に作れてしまいます．うらやましいと思う時もありますが，「アニメーションが多くて目が疲れる！」「文字が多すぎて読むのが嫌になる！」と，我慢しながら聞くこともしばしばです．発表している人には，「自分のスライドが他人からどのようにみられているのか」を感じる余裕なんてないとは思うのですが…．

　これまで多くの学会に参加し，多くのスライドをみてきましたが，発表スライドはやはり「simple is best」です．

　皆さんは通常では18〜44ポイント程度で作成することが多いと思いますが，高橋メソッド（プログラマーの高橋征義氏が考案した図やグラフを用いずに文字のみで発表するプレゼンテーション技法．有名なので検索してみることをおすすめします）では文字は限りなく大きく，72ポイントくらいにすることを勧めています．

　特に実験系の発表をする人は，それでは伝えたい内容が書けないと思うかもしれません．確かに，通常の文字を72ポイントで書くには勇気がいるし，伝えにくい内容もあるでしょう．

　しかし，よいスライド・よい発表とは，真剣に「一語一句聞き漏らさないぞ！」という意気込みで聞かなくても，**スライドを眺めているだけで大まかに理解できる発表**だと思っています．私自身も正直そこまで大きな文字では作っていませんが，全体のバランスをみながらできるだけ大きな文字で，スライド内の文字を少なくするように意識しています．そのおかげか，スライドがみやすく，わかりやすいといわれたことがあります．「プレゼンテーションはできる限り大きい文字で，そしてシンプルに！」が鉄則です．

COLUMN 22

聴く人の心に届くように発表しましょう！

　私の子どもが小学生だったころ，学習参観で「発表のしかた」という授業がありました．はじめは「たかが子どもの授業」と高をくくっていたのですが，聞いているうちに，だんだん私の方が真剣に聞いてしまいました．

　学校の先生いわく，「人前で発表する時には次の点に注意しましょう！」ということでした．

① 聴く人の心に届くように発表しましょう
② わかりやすい速さにしましょう
③ 声の高さや調子・大きさに強弱を付けましょう
④ 間をうまく取りましょう
⑤ 視線や姿勢に気をつけましょう
⑥ 呼びかけるように話しましょう
⑦ ただ読まないようにしましょう
⑧ 聴く人は，うなずきながら，質問や感想を考えながら聴きましょう！

　すでに１番目から難易度が高いんです．まして，「間をうまく取るなんて，自分にもできない…」と思っていたら，そこはこの日のために一生懸命練習していたんでしょうね．うまいんだ，コレが！お父さん感動！！

　話は戻りますが，「発表のしかた」とはたしかに先生のいう通りなんです．最近は新人のリハ専門職も積極的に学会で発表する機会が増えてきました．人前で発表すること自体とても緊張もしますので，しっかりと事前学習をしておかなければいけません．残念なことに，ただ原稿を読んでいる演者を多くみかけます．それでは，演者席で発表する意味がないのです．「時間内にうまく喋りたい！」「失敗せずに乗り切りたい！」との気持ちはよくわかりますが，それでは聴いている人の心に届かないのです．

　学校の先生のような詳細なポイントはありませんが，私が気をつけていることは「自分の言葉で」「全力で」話すことです．内容の構成がしっかりと煮詰めてあれば，シドロモドロになってもよいのです．そして最後の＋one は，きっと「失敗してもよいと思える勇気」だろうな．

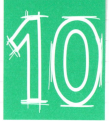

CHAPTER 10 ニューロサイエンスの旅

- 極める1　少しのチャレンジが神経の可塑的変化を促進できる
- 極める2　運動学習向上の鍵は，小脳と大脳基底核が握っている
- 極める3　ミラーニューロン＋運動学習で，初めてリハビリテーションはうまくいく！
- 極める4　ニューロリハビリテーションにおけるパラダイムシフト
- 極める5　シングルケースこそ，サイエンスの原点である！

　最終章として，「ニューロサイエンスの旅」と題し，過去・現在そして未来の神経筋疾患リハがどうあるべきなのか，私たちが神経筋疾患リハをどのようにしていくことが望ましいのか，私見も加えて語りたいと思います．

極める1 ≫ 少しのチャレンジが神経の可塑的変化を促進できる

　神経の可塑性（neural plasticity）を明らかにするには，学習や経験によって神経ネットワークが新たに作られることを証明するだけでなく，最終的には**行動の変化**がみられなくてはなりません．

(126)

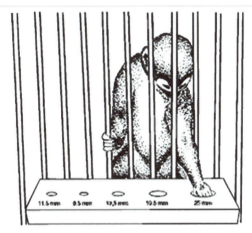

図1　リスザルの実験図
大きさの異なる穴からエサを取り出している．穴は，右から左へ順番に小さくなっている

　図1に，米国の神経内科医，Randolph J. Nudoらのグループが人工的に脳梗塞を起こして片麻痺にしたリスザルを使った有名な実験を示します[1]．

　リスザルが大きさの異なる穴からエサを取り出せるようになっています．エサを取るためには麻痺側上肢しか使えません．大きな穴から取り出すのは簡単ですが，穴が小さくなるにしたがって中のエサを取り出すのは困難になります．しかし，エサを取り出す動作を繰り返すと，指を器用に使えるようになり，エサを効率よくゲットできるようになるのです．継続は力なり，ですね．

　「そんなの当たり前！」と思いましたか…？　じつは，この研究のすごいところは，**脳内での可塑的変化**を実証しているところなのです．

　この実験は，小さな穴からエサを取り出すという少し難しい課題を反復することで，指の運動をつかさどる脳の領域が大きくなる，ということを証明したのです．一方，大きな穴からエサを取り出すというよりやさしい課題では，そのような変化がみられませんでした．Nudoらのグループは1996年以降，脳内の可塑的変化に関する研究を数多く行い，簡単な課題を漫然と繰り返すよりも，少々難易度の高い課題を繰り返し行うことが，可塑的な変化を促せるとしています（図2)[2〜7]．

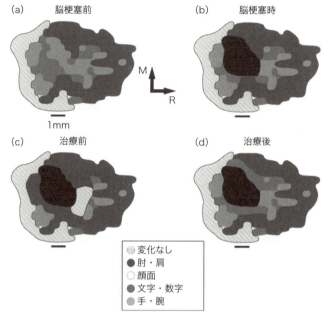

図2 脳の運動野内の脳梗塞部位における上肢領域の再組織化を示す模式図[文献2)より]
(a)脳梗塞を起こす前の運動野内の局在．(b)手の領域に脳梗塞を起こした時の運動野内の局在(梗塞部位を黒で示す)．(c)介入を何も行わなかった場合には，梗塞部位周辺に残っていた手の領域はほとんど消失し，肩や肘の領域へ再組織化されてしまう．(d)積極的な使用と運動学習が得られた場合は，残っていた手の領域は消失せず，周辺の肩や肘の領域の一部を手の領域に再組織化させることができる

脳卒中によって生じた麻痺肢を積極的に使うことが麻痺の改善に有効であることを示すこれらの結果から，**CI療法(constraint-induced movement therapy)** が開発され，臨床に用いられています[8]．

現在では，可塑的な変化を促進させるためのリハビリテーションでは，以下の2つの要素を取り入れることが大切であると考えられています[6]．

> ❶ 使用依存性 (use-dependent)
> ❷ 課題特異性 (task specific)

つまり，リハビリテーションの時間や練習量を 20 分間，40 分間，60 分間…と増やす，午前に加えて午後にも実施する（使用依存性），退院後の生活を見据えた具体的な課題（トイレ動作や入浴など）練習を反復して行う（課題特異性），などが必要になるのです．この際，患者個々の詳細な目標を把握しておくことが前提となります．

運動機能に改善があれば，おそらく脳内の可塑的な変化も起きていると思います．ぜひ MRI などの画像も確認してみてください．画像では，運動機能の改善の所見はすぐには現れませんが，MRI などで脳の中を覗いて脳機能の変化を推察することで，自分のモチベーションも上がることでしょう．

極める 2 ≫ 運動学習向上の鍵は，小脳と大脳基底核が握っている

「親という字は『木のうえに立って見る』と書きます．親は，子どもがうまくいっている時も，そうでない時も，温かくじっと見守ることが大切なんです」なんて金八先生風にいいつつ，実際の子育てでは，うまくいかない時に「そうじゃなくて，こうだ！　さっきも同じことをいったのに…」などとついつい口うるさく叱ってしまいがちです．

神経筋疾患リハでは，**極める 1** の実験からもわかるように，**運動学習**という重要なキーワードがあります．私の学生時代には，**運動学習は訓練や練習を通じて獲得される運動行動の変化であり，状況に適した感覚運動系の協調性が向上していく過程である**と教えられました．この定義は今でも変わりません．ただし，運動学習に関しては Bernstein 問題や Schema 説などがあり，今日ではそれらを基盤として運動学習における脳と身体の関係を計算論で捉えようとしています．特に，

❶ 教師あり学習
❷ 教師なし学習
❸ 強化学習

という3種類の学習方法を理解し臨床に活かすことは、リハビリテーションを極めに・究めるためにはとても重要です.

❶ 教師あり学習

　教師あり学習とは,小脳における内部モデルと呼ばれる学習理論です.コップに手を伸ばすシーンでは,小脳の内部で自分とコップとの距離(空間)から,

- 手をどのように動かせばよいのか？
- 腕の位置は合っているのか？

などを計算してくれます.そして,実際に動かしてみるのですが,小脳の計算と運動には多少なりとも「誤差」が生じます.その「誤差」を「教師」とみなした考え方が「教師あり学習」です.つまり,身体運動の成否を「教師」として,小脳は何度も計算し直し,身体運動を調整しながら学んでいきます.この時,運動は「教師」に導かれているといってよいでしょう.これらにはさらに「順モデル」とか「逆モデル」といった手続きがあって,川人光男らが提唱する「小脳内部モデル理論」を参照されることをお勧めします[9].

　臨床場面でたとえるなら,患者に行わせる動作を間違えないように,言葉で修正を求めたり,ジェスチャーなどによってお手本を教示したりすることが相当します.それらの助言にもとづき試行錯誤しながら,獲得したい動作を学習するのだと思います.実際の例では,新しく買ったパソコンの使い方がわからないのでマニュアルをみながら覚えていく,などの行動がこれにあたります.

❷ 教師なし学習

　教師なし学習とは,その名の通り,「教師」がいません.したがって,正解を与えられないし,ある意味では正解はいくつもあるのです.コップに手を伸ばそうとしても,

- こんな取り方もあるよね！
- あんな取り方もあるよね！

といった具合です．いずれにしても，成功や失敗の記憶にもとづいて試行錯誤しながら，1つひとつの動きを学習していくことになるのです．多少の飛躍はあるかもしれませんが，近年のトピックスである **use-dependent plasticity**（神経の可塑的な変化は使用依存性による）」[10]の考えにつながってくるのではないかと考えています．「失敗して遠回りしてもよいから，たくさん練習してうまくなりなさい（dose：量を増やす）」と，木の上でみている親にたとえるとわかりやすいでしょうか．

❸ 強化学習

　強化学習とは，「それまでに獲得した学習を強化させる」ということなのですが，これには大脳基底核内にある線条体を中心とした脳領域が重要な役割を担うことになります．この領域は，多くの大脳皮質と複数のネットワークを形成するだけでなく，ドパミンの入出力にも関与しているので，報酬（正・負）や情動（快・不快）に直結した機能をもっています．そしてじつは，このことが運動学習には重要な意味をもっているのです．いわゆる**モチベーション**です．

　少しでも多くの報酬（正）を得るために，多くの試行錯誤（努力）をします．予想通りもしくは予想以上にうまくいけば大きな報酬（正）を得られますが，うまくいかないと負の報酬（学習）が強化される場合もあります．また，学習が定着（固定）されれば，獲得した技術が当たり前になってしまうことで報酬が減り，さらに別の報酬を求めるかもしれません．リハ専門職たるもの，患者にいつも正の報酬や快の情動を与えられるようにしたいものです．

　ここまで運動学習を小脳や大脳基底核の側面から述べてきましたが，じつはこれだけでは，私たち「ヒト」の運動学習を極めに・究めることはできません．なぜなら，

ヒトの運動（行為）には目的や意図があるから

です．何かの行為をしようと思えば注意が払われることになりますので（明示的），前頭前野を起点とした運動学習に関連したネットワークも活動することになります．これは，**アッシュモデル**といわれるもので，ヒトが「行為」をする際

には，

前頭前野の活動

前補足運動野

運動前野

補足運動野

体性感覚運動野

が順に活動することが知られています[11]．

　われわれは運動学習における前頭前野の機能を研究していますが[12]，アッシュモデルの考えを支持しています．前頭前野というのは「考える時の首座」と表現されますが，その前頭前野のなかでも特に「前頭極」という領域は，階層支配の最高レベルとされ，運動の予測や複雑な思考などの機能をもっているのです[13]．最終的に運動が練習によって自動化されれば，それらは暗黙的となり，努力や注意は減らせるようになります．

　以上，運動学習についてこれまでの研究結果に私見も加えて述べてきましたが，上記に示した学習様式というのは並列的に活動しており，明確な線引きや分類することは容易でありません．学習の初期と後期では活動領域は異なり，キーワードも，適応学習・連続学習・フィードバック・フィードフォワードなど多種多様で，挙げればキリがありません．そこには，脳全体が1つの壮大なシステムとしてかかわっていることは間違いなく，リハ専門職は臨床場面において極めて重要な「運動学習」を今一度考えてみることをお勧めします．

　とりあえず私は，子どもに対して，「教師なし」でガマンできるよう努力したいと思います（笑）．

極める3 ≫ ミラーニューロン＋運動学習で，初めてリハビリテーションはうまくいく！

　1990年代半ばは，神経科学における新発見が多かった時期です．極める1で記したNudoらの可塑性の研究もそうですが，パルマ大学のRizzolatti博士らによる「マカクザルの運動前野」の研究で発見された神経細胞，**ミラーニューロン (mirror neuron)** もその1つです[14) 15)]．一時期話題になりましたね．彼らの研究結果の概要は，**他者の行為をみているだけでも，自分の脳内ではまるで鏡に映したように同じ神経細胞が活動し，しかも単なる動きだけではなく「行為」として反応する，**というものです[14) 15)]．

　たとえば，「歩けるようになりたい」と願う患者が下肢の振り出し練習を熱心にしているとしましょう．練習には視覚によるイメージも重要ですから，この時「運動前野」は活発に活動しています．それと同時に，この患者をみている別の患者もまた「運動前野」が活発に活動しているということになります．これが「ミラーニューロン」です（図3）．他者が行っていることをまるで自分も行っているかのように感じているのです．

　でも，みているだけで本当に運動機能が上がるのでしょうか…？
　その答えは，「NO！」です．運動イメージが大切であることは，患者でなくとも私たちにも想像できます．ゴルフのフォームやサッカーのボールの蹴り方など，私たちは**「イメージ」を通し，繰り返し練習をするからこそうまくできるようになるのです**（運動学習）．運動学習については，極める2で述べた通りです．

　さらにミラーニューロンには，**「心の理論」**といわれる役割もあります．私たちは，ミラーニューロンを使って相手の表情から心を理解することができます．下肢の振り出しがうまくいかずに悩んだり，思い詰めたりする患者を目にした時には，リハ専門職もまた苦しく・つらい心境にあるものです．思いやりや共感という，ヒトにしかない感情をリハビリテーションに取り入れることも大切になるのです．

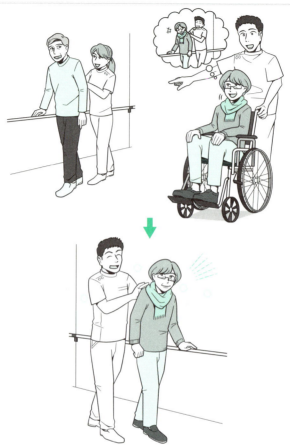

図3 ミラーニューロン

COLUMN 23

気分転換・趣味，もってますか？

　皆さん，仕事・しごと・シゴトになっていませんか…？　職場で仕事ができない（終われない）時は，自宅にもち込んで深夜や早朝に猛烈にやっていたこともあります（今もそうですが）．確かに，仕事に打ち込めることや仕事が楽しいと思えることは，人生にとってとても幸せなことだと思います．

　でも，ただ仕事を一所懸命にやっていても能率は上がりません．いったん仕事を離れて，リフレッシュする時間は大切です．お酒を飲んだり，映画を観たり，本を読んだり，ウォーキングや散歩に出かけたり，ボーっとする時間は大切です．私の場合は，最近は家族の時間をできるだけ取ろうとしています．コーヒーを飲みながら，妻の話を聞いたり，子どもたちの部活動の話や友人とケンカをしてしまった話など，本当にたわいもないことばかり．しかし，そのような会話の中から，仕事のヒントやアイデアをもらう時があります．そういう時に思います．「結局，仕事が頭から離れていないんだろうなー」と．

　今日は全然ダメだから寝てしまえ，とばかりにベッドに潜り込む時があります．しかし，そんな時でさえ考えてしまいます．脳科学の世界では，記憶は睡眠中に固定するんだったな．よし，さっさと寝てしまおう！（笑）

極める4 » ニューロリハビリテーションにおけるパラダイムシフト

　リハビリテーションの創成期では，脳卒中をはじめとした神経系疾患の急性発症で入院した場合，絶対安静（不必要な安静）が常識でした．すべての場合が不必要な安静であるとはいいませんが，運動麻痺を本気で改善させようと思っていないのではないかと思われるほどでした．しかし，1996年に発表されたNudoらの研究報告以降[1)~7)]，ニューロサイエンスの新しい知見が数多く明らかになり，リハビリテーション医療は目覚ましい勢いで発展しています．まさしく，神経系疾患に対するニューロリハビリテーションは，大きなパラダイムシフトを迎えているのです．

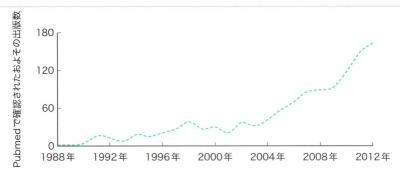

NIBSおよび脳卒中に関する最近25年間の医学論文

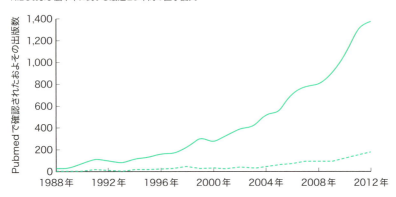

過去25年間におけるNIBSに関する医学論文数

―― NIBS（全）　----- NIBSと脳卒中

図4 NIBSを用いたニューロリハビリテーションに関する研究論文数［文献13）より］
NIBS：非侵襲的脳刺激

2章のコラム4にも記載しましたが，近年では非侵襲的な物理刺激の科学が次々と明らかになり，将来はさらに発展すると予想されています[16]（図4）[13]．

CI療法は本書でもたびたび紹介しましたが，これ以外にもHAL®やReoGo®などのロボット技術，hybrid neuromuscular dynamic stimulation（HANDS）療法，機能的電気刺激療法（functional electrical stimulation：FES），免荷式トレッドミル歩行訓練（body-weight supported treadmill training：BW-STT），ボツリヌス療法など，挙げればキリがありません．どの治療法が優れているかということではなく，その患者の麻痺の回復に有効であればどの治療法で

もよいのです．だって，患者が人生を取り戻すことが目的ですから．まさしく，

re-habilitation
＝
全人間的復権：その人らしく生きる権利の回復

を目指すのです．

最新のニューロサイエンスでは，ブレイン・マシーン・インターフェイス（brain machine interface：BMI）が注目され，脳とコンピュータをつなぐことで麻痺した手足を動かそうとする挑戦がなされています．現在はその有効性と安全性が保障されつつあり，近未来の高度先進医療として期待されています[15)16)]．

そのようなパラダイムシフトの真っただ中にいる私たちは，「科学する目」をもたなくてはなりません．古いものをよくないと一刀両断するのではなく，真実を追求し続けることが重要なのです．

極める5 ≫ シングルケースこそ，サイエンスの原点である！

ここまで述べてきたように，神経筋疾患リハを取り巻くストラテジーはものすごい勢いで進化していますが，「何に対して」「何を」「どのように」用いることが有効なのか，いまだわかっていない部分も確かにあります．

だから研究者たちは，使命感と責任感で昼夜を問わず実験を行っています．「研究」というと，多くの被験者への介入結果を統計処理して有意な改善ができたか否かを議論することであるかのように思われがちです．確かに，これでエビデンスを構築することは可能になりますが，それはあくまで平均値や確率にすぎません．**私たちは目の前の患者をもっと深く検証しなくてはならない**のです．

たった1症例であっても，リハビリテーションによって運動機能やADLに変

化が起こった時に,「何がよかったのか,あるいは悪かったのか?」「目標にはいつ到達できそうなのか?」など,自分の行った治療プログラムを徹底的に検証しなくてはいけないのです.そうすることで,次に同じような患者が現れた時にこれらの経験が活かされるのです.

これが,**経験に基づいたリハビリテーション**なのです.現在のリハビリテーションの世界では「経験で行うリハビリテーションはよくない」と断言されてしまいますが,それは誤解されている部分があります.**経験は宝!**です.

1つひとつの症例を丁寧に検証することこそがサイエンスの原点!

なのです.学会発表や論文を書くことに加えて,実際の臨床で目の前の患者をしっかりみつめ,「科学」していくことがとても大切です.よい臨床家はよいサイエンティストでもあると思っています.みんなでサイエンスしようよ! きっと今まで以上に臨床が楽しくなりますよ(図5)!

極めに究める Point 1
- 「リハビリテーションの臨床」は,「研究」を正しく使いこなして,目の前の患者が「その人らしく生きること」を助けること
- 皆さんも,すばらしい「神経筋疾患リハビリテーションの旅」を!

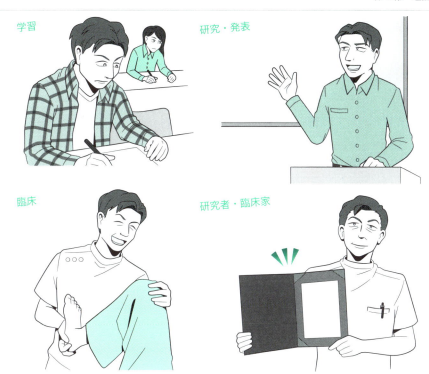

図5 勉強，発表，臨床…，リハ専門職のやるべきことは多い
そして立派な専門職を目指しましょう

COLUMN 24
志高清遠

　山崎豊子の小説を好んで読むのですが，心に残るフレーズや名言がいくつかあります．戦争3部作の1つ『大地の子』(1991年)という作品から紹介します[20]．これは，敗戦直後に祖父と母を喪い，父と娘とも生き別れになった日本人戦争孤児・陸一心が，日本人であるがゆえに文化大革命の影響でリンチや冤罪など不当な扱いを受けながらも，育ての親（陸徳志）の愛情を全身で受けながら中国社会で強く生きていく，という物語です．後半は，生き別れとなっていた日本の生みの親・松本耕次と再会し，日本と中国との狭間で悩む…，という筋立てです（興味のある方は読んでください）．

　作品の中で，陸徳志は一心にこんな座右の銘を送ります．「志高清遠（志を高くもち，世俗の垢にまみれない清らかな心で，遠大な理想をもって生きてほしい）」．

　日々，臨床を朝から晩までやっていても，いつも報われるわけではありません．患者がよくなることもあれば，そうでない時もあります．私は臨床研究も同時に行っていますが，実験が失敗することだってあります．しかし，それでも将来患者がよくなってほしいと願いながら，障害と向き合っています．従来の方法では難しいだろうからと，自分で考え編み出したプログラムが，周囲の目にはつまらない内容に映ったり，うまくいっても「出る杭は打たれる」目に遭ったりした読者もいるかもしれません．

　言葉には「力」があります．私は，「志高清遠」に力をもらいました．理学療法士になった時の純粋な希望に満ち溢れていた「志」をずっともっていたいものです．

極めに究めると こんなことができる！

1. 「可塑的変化」を導くために，練習量・使用依存性・課題特異性といった面からリハビリテーション指導できる
2. 小脳と大脳基底核の「運動学習」の原理を考慮に入れたリハビリテーション指導ができる
3. みて練習して学習する「ミラーニューロン」の理論を臨床に応用できる
4. 「患者を治す」目的のために，必要に応じて新旧どちらの方法も取り入れられる
5. エビデンスと経験の両方に基づいたリハビリテーションができる

● 文献

1) Plautz EJ, Milliken GW, Nudo RJ. Effects of repetitive motor training on movement representations in adult squirrel monkeys : role of use versus learning. Neurobiol Learn Mem 2000 ; 74 : 27-55.
2) Dancause N, Nudo RJ. Shaping plasticity to enhance recovery after injury. Prog Brain Res 2011 ; 192 : 273-95.
3) Nudo RJ, Milliken GW, Jenkins WM, et al. Use-dependent alterations of movement representations in primary motor cortex of adult squirrel monkeys. J Neurosci 1996 ; 16 : 785-807.
4) Nudo RJ, Wise BM, SiFuentes F, et al. Neural substrates for the effects of rehabilitative training on motor recovery after ischemic infarct. Science 1996 ; 272 : 1791-4.
5) Nudo RJ, Milliken GW. Reorganization of movement representations in primary motor cortex following focal ischemic infarcts in adult squirrel monkeys. J Neurophysiol 1996 ; 75 : 2144-9.
6) Milliken GW, Plautz EJ, Nudo RJ. Distal forelimb representations in primary motor cortex are redistributed after forelimb restriction : a longitudinal study in adult squirrel monkeys. J Neurophysiol 2013 ; 109 : 1268-82.
7) Dancause N, Barbay S, Frost SB, et al. Extensive cortical rewiring after brain injury. J Neurosci 2005 ; 25 : 10167-79.
8) Taub E, Uswatte G, Bowman MH, et al. Constraint-induced movement therapy combined with conventional neurorehabilitation techniques in chronic stroke

patients with plegic hands: a case series. Arch Phys Med Rehabil 2013; 94: 86-94.
9) 川人光男. 小脳の内部モデルと運動学習. 計測と制御 1994; 33: 296-303.
10) 道免和久編. ニューロリハビリテーション. 医学書院; 2005
11) Ashe J, Lungu OV, Basford AT, et al. Cortical control of motor sequences. Curr Opin Neurobiol 2006; 16: 213-21.
12) Ishikuro K, Urakawa S, Takamoto K, et al. Cerebral functional imaging using near-infrared spectroscopy during repeated performances of motor rehabilitation tasks tested on healthy subjects. Front Hum Neurosci 2014; 8: 292.
13) Semendeferi K, Armstrong E, Schleicher A, et al. Prefrontal cortex in humans and apes: a comparative study of area 10. Am J Phys Anthropol 2001; 114: 224-41.
14) ジャコモ・リゾラッティ, コラド・シニガリア. 茂木健一郎監. 芝田裕之訳. ミラーニューロン. 紀伊国屋書店, 2009.
15) Rizzolatti G, Fadiga L, Gallese V, et al. Premotor cortex and the recognition of motor actions. Brain Res Cogn Brain Res 1996; 3: 131-41.
16) Liew SL, Santarnecchi E, Buch ER, et al. Non-invasive brain stimulation in neurorehabilitation: local and distant effects for motor recovery. Front Hum Neurosci 2014; 8: 378.
17) 牛場潤一. ニューロリハビリテーションの展望 1 BCI. 道免和久編. ニューロリハビリテーション. 医学書院, 2015.
18) 慶應義塾大学医学部リハビリテーション医学教室 (http://keio-rehab.jp/)
19) Hasegawa K, Kasuga S, Takasaki K, et al. Ipsilateral EEG mu rhythm reflects the excitability of uncrossed pathways projecting to shoulder muscles. J Neuroeng Rehabil 2017; 14: 85.
20) 山崎豊子. 大地の子 (1〜3巻). 文藝春秋, 1994.

索　引

● あ行

足
　——の振り出しにくさ　55
　——をクロス　48, 49
亜脱臼　5
アッシュモデル　131, 132
圧迫介助　81

医学的情報評価　110
萎縮　41
移乗動作　51

ウートフ徴候　54, 55
ウェアリングオフ　24, 37
ウォームアップ　79
うつ　83
運動イメージ　133
運動介助　70
運動学習　129, 132, 133
運動前野　133
運動麻痺　2
運動野　89

易疲労性　54
遠心性収縮　68, 107

起き上がり　43, 51, 53
オリゴデンドロサイト　66

● か行

外傷　70
回旋運動　34
ガイドライン　2
荷重　54, 57
過伸展防止　70
下垂足　64, 70
画像　113
家族指導　51
可塑的変化　95, 126, 127
片脚立ち　44
課題特異性　128
片膝立ち位　44
片麻痺　16, 71
感覚検査　108
感覚障害　2, 54, 55, 76
感覚入力　118
感覚野　89
看護師　15
関節可動域運動　4, 32
間接路　23
関連職種　100

記載　109

機能解剖	88
機能代償	70
機能的自立度評価法（FIM）	46, 110
機能的電気刺激療法（FES）	136
気分転換	135
逆行変性	65
求心性収縮	107
強化学習	131
教師あり学習	130
教師なし学習	130
ギランバレー症候群（GBS）	76
記録	109
筋緊張	5
筋力	63
筋力低下	76
筋力評価	106, 107
クールダウン	79
グリオーシス	41
経静脈的塞栓術（TVE）	16
経頭蓋直流電気刺激法（tDCS）	27
頸部回旋運動	33
ゲーム	16, 17
肩甲上腕関節	5
高次脳機能障害	2
抗重力筋	46
拘縮	70
硬膜動静脈瘻	16
小刻み	28
呼吸筋トレーニング	81
呼吸障害	80
呼吸理学療法	80
国際障害分類（ICIDH）	73, 110
国際生活機能分類（ICF）	73, 110
心の理論	133
ゴムバンド	79
コンプライアンス	80

●さ行

サイエンス	137
最先端治療	35
ジェンドラシック法	103
視覚	55, 56
軸索	66
軸索型	77
志高清遠	140
自主練習	51
姿勢矯正	40, 43
疾患別評価	110
自転車こぎ	83
自動運動	59
自動介助運動	59
シナプス	95
社会的情報評価	110
シャボン玉	80, 82
重心	30, 53
——の移動	6
重心移動練習	57
重心動揺検査	17, 42
主観	108
樹状突起	95
出産	60
趣味	135

シュワン細胞	66
順行性変性	65
使用依存性	128
情動面からのアプローチ	71
小脳	129
小脳内部モデル理論	130
少量頻回の原則	120, 121
神経	
──の可塑性	126
──の可塑的変化	126
──の再生（伸長）	66
神経栄養因子	95
神経回復	79
神経筋疾患	98, 116
神経周膜	65
神経障害性疼痛	71
神経生理学的検査	111
神経難病	98
神経ネットワーク	88
人工呼吸器	80
伸張刺激	118
深部腱反射	76, 102
──の判定基準	103
随意運動介助型電気刺激（IVES）	120
髄鞘	66
すくみ	28
スクワット	69
ストレッチ	46, 59
成功体験	36
脊髄小脳変性症	13

線維筋痛症	71
前傾姿勢	43
先行感染	76
線状体	41
前頭極	132
全人間的復権	48, 137
早期リハビリテーション	4
装具	63, 119
総合障害度評価尺度（EDSS）	110

●た行

体幹回旋運動	32, 33
体幹装具	72
代償	58
大脳基底核	23, 129
大脳半球	93
大脳皮質	41
多系統萎縮症（MSA）	41
打腱器	77
立ち上がり動作	45, 51
脱髄型	77
多発性硬化症（MS）	54
短下肢装具	70, 119
段差昇降練習	68
チームアプローチ	2
チーム医療	10
中枢神経	
──と末梢神経の違い	63, 66
──の再生	67
聴覚刺激	28
長下肢装具	119

超皮質性運動性失語 …………… 16
直接路 ……………………………… 23

杖 …………………………………… 51

ディアスキシス …………………… 91
抵抗運動 …………………… 59, 118
抵抗歩行 …………………………… 28
低周波治療（TENS） ……………… 72
ティネル徴候 ………………… 63, 65
転倒 ………………………………… 30

統計解析 ………………………… 122
動作指導 …………………………… 40
等尺性収縮 ……………………… 107
疼痛 ………………………………… 71
徒手筋力検査（MMT） …………… 105
徒手抵抗トレーニング …………… 68
徒手的アプローチ ………………… 80
ドッグ＆キャット ………………… 43
突進現象 …………………………… 30
ドパミン …………………………… 36
　　──の枯渇 …………………… 41
ドパミン神経 ……………………… 22

● な行

日本昏睡尺度（JCS） ……………… 13
ニューロサイエンス …………… 126
ニューロリハビリテーション ‥ 4, 135
妊娠 ………………………………… 60
認知運動療法 ……………………… 72
認知行動療法 ……………………… 83

寝返り ……………………………… 43

脳 …………………………………… 21
脳幹 ………………………………… 41
脳機能局在 ………………………… 89
脳血管障害 ………………………… 2
脳卒中 ……………………………… 2
脳卒中治療ガイドライン 2015 … 4
脳梁 ………………………………… 93
脳領域 ………………………… 88, 91

● は行

パーキンソン症候群（PD-syn）… 40
パーキンソン病（PD） …………… 21
パーキンソン病体操 ……………… 31
パーキンソン病統一スケール
　（UPDRS） ……………………… 110
バーセルインデックス（BI） …… 46
廃用症候群 …………………… 54, 96
白質 ………………………………… 41
発表 …………………………… 124, 125
パラダイムシフト ……………… 135
半球間抑制 ………………………… 93

腓骨神経麻痺 ………………… 64, 71
膝 ……………………………… 45, 46
膝立ち位 …………………………… 44
非侵襲的陽圧換気法（NIPPV）… 80
評価 ……………………………… 110
評価尺度 ………………………… 111, 114
疲労 ………………………………… 79

ファシリテーションテクニック ‥ 116

フィードバック	132
フィードフォワード	132
フィッシャー症候群	77
負荷	55
腹側被蓋野	36
プッシュアップ	46
ブリッジ運動	57, 58
ブレイン・マシーン・インターフェイス (BMI)	137
ペナンプラ	95
変形	70
方向転換	48
報酬	36
歩行	6, 30
補装具	5
ボツリヌス療法	136
ボバース	116

●ま行

末梢神経	63, 66
麻痺	94
麻痺側肩関節	5
ミラーニューロン	133
免疫グロブリン静注 (IVIG)	83
免荷式トレッドミル歩行訓練 (BWSTT)	136
モチベーション	37, 131

●や行

遊脚期	6, 7
有酸素運動	83
有痛性筋痙攣	59
抑制性	93
四つ這い位	43
四つ這い練習	42, 43
予防	
拘縮の——	70
変形の——	70

●ら行

ランジ動作	69
理学療法評価	102
立位保持	44
立脚期	6, 7
良肢位	70
レビー小体	22
レボドパ (L-dopa)	24
ロボット技術	136

●わ行

ワーラー変性	63, 65

欧文

●A〜G

ADL ···································· 68
aerobic exercise ················ 83

Barthel index (BI) ·········· 46, 110
Berg balance scale (BBS) ········ 111
branch atheromatous disease (BAD) ···························· 12, 13
Brunnstrom recovery stage (BRS) ···························· 16, 110

constraint-induced movement therapy (CI 療法) ········ 93, 128, 136
CT ·································· 113

deep brain stimulation (DBS) ··· 35
deep tendon reflex ············ 102
depression ························ 83
diaschisis ·························· 91
disuse syndrome ············ 54, 96
drop foot ······················ 64, 70

expanded disability status scale (EDSS) ···················· 110
external cue ······················ 28

fibromyalgia ······················ 71
Fugl-Meyer assessment (FMA) ································ 17, 111

functional independence measure (FIM) ············ 46, 110

Guillain-Barre syndrome (GBS) ···································· 76

●H〜N

hybrid neuromuscular dynamic stimulation (HANDS) 療法 ··· 136

ICU ································ 80
International Classification of Functioning, Disability and Health (ICF) ················ 73, 110
International Classification of Impairments, Disabilities and Handicaps (ICIDH) ········ 73, 110
iPS 細胞移植 ···················· 35

Japan coma scale (JCS) ········ 13
Jendrassik 法 ···················· 103

L-dopa ···················· 24, 40, 41
Lee Silverman voice treatment (LSVT BIG) ···················· 31

magnetic feeling ················ 28
manual muscle test (MMT) ································ 105, 106, 107
mirror neuron ···················· 133
modified Ashworth scale (MAS) ···································· 111
modified Rankin scale (mRS) ··· 111

MRI ……………………………………… 113
multiple sclerosis (MS) ……… 54
multiple system atrophy (MSA)
 ………………………………………………… 41

neural plasticity ……………… 95, 126
neuropathic pain ………………… 71
non-invasive brain stimulation
 (NIBS) ………………………………… 35
non-invasive positive pressure
 ventilation (NIPPV) ………… 80

● O〜Z
on elbow ……………………………… 53
on hand ………………………………… 53
ON-OFF 現象 ……………………… 23

Parkinson's disease (PD) …… 21
parkinsonian syndrome (PD-syn)
 ………………………………………………… 40
PNF ………………………………… 79, 116

range of motion (ROM)
 エクササイズ ………………… 4, 32

Seddon 分類 ……………………… 63, 66

sensation disorder ……………… 55
stroke impairment assessment
 set (SIAS) ……………………… 16, 110
Sunderland 分類 ……………… 63, 66

task-specific ……………………… 128
transcranial direct current
 stimulation (tDCS) …………… 27
transcutaneous electrical nerve
 stimulation (TENS) …………… 72
transvenous embolization (TVE)
 ………………………………………………… 16

Uhthoff's phenomenon ……… 55
unified Parkinson's disease
 rating scale (UPDRS) ……… 110
use-dependent …………………… 128
use-dependent plasticity ……… 131

wearing off ………………………… 24

1 歩行周期 …………………………… 7

α シヌクレイン ………………… 22

索 引（149）

●監修者　相澤 純也（あいざわ じゅんや）
東京医科歯科大学医学部附属病院スポーツ医学診療センター・理学療法技師長

　1999年東京都立医療技術短期大学理学療法学科卒業，2005年東京都立保健科学大学大学院保健科学研究科修了（修士・理学療法学），2012年東京医科歯科大学大学院医歯学総合研究科修了（博士・医学），同年同大附属病院スポーツ医学診療センターアスレティックリハビリテーション部門・部門長，2015年首都大学東京大学院・客員准教授，2018年現職．専門理学療法士（運動器），NSCA-CSCS．日本オリンピック委員会（JOC）強化スタッフ（医・科学），日本スケート連盟（JSF）スピードスケート強化スタッフ（医学部門）等を歴任．

●著　者　石黒 幸治（いしくろ こうじ）
富山大学附属病院リハビリテーション部

　2000年富山医療福祉専門学校理学療法学科卒業，2009年富山大学大学院医学薬学教育部生理学専攻修了（修士・医科学），2013年富山大学大学院生命融合科学教育部認知情動脳科学専攻修了（博士・医学）．恵仁会藤木病院，富山県高志リハビリテーション病院を経て，2006年現職．専門理学療法士（基礎系・神経系）．富山県理学療法士会理事，日本理学療法士協会代議員，日本ニューロリハビリテーション学会評議員．

極めに・究める・神経筋疾患

平成31年3月30日　発　行

監修者　相　澤　純　也

著作者　石　黒　幸　治

発行者　池　田　和　博

発行所　丸善出版株式会社
〒101-0051　東京都千代田区神田神保町二丁目17番
編集：電話(03) 3512-3262／FAX (03) 3512-3272
営業：電話(03) 3512-3256／FAX (03) 3512-3270
https://www.maruzen-publishing.co.jp

© Junya Aizawa, Koji Ishikuro, 2019
組版印刷・株式会社 真興社／製本・株式会社 松岳社
ISBN 978-4-621-30369-6　C 3047　　　　Printed in Japan

JCOPY 〈(一社)出版者著作権管理機構 委託出版物〉
本書の無断複写は著作権法上での例外を除き禁じられています．複写される場合は，そのつど事前に，(一社)出版者著作権管理機構(電話03-5244-5088, FAX 03-5244-5089, e-mail：info@jcopy.or.jp)の許諾を得てください．